Ralph Metzner

Die Kröte und der Jaguar

Ralph Metzner

Die Kröte und der Jaguar

Erfahrungsberichte zur Erforschung einer visionären Medizin
Bufo alvarius und 5-Methoxy-Dimethyltryptamin (5-MeO-DMT)

Aus dem Amerikanischen von Chris Heidrich und Ose Hein

Impressum

Verlegt durch:

NACHTSCHATTEN VERLAG AG
Kronengasse 11 • CH-4500 Solothurn
Tel: 00 41/32/621 89 49 • Fax: 00 41/32/621 89 47
info@nachtschatten.ch • www.nachtschattenverlag.ch

Übersetzung: Chris Heidrich & Ose Hein, Solothurn
Lektorat: Nina Seiler, Zürich
Korrektur: Inga Streblow, Berlin
Layout: Janine Warmbier, Hamburg
Covergestaltung: Nina Seiler, Zürich
Druck: ScandinavianBook.de, Bremen
Printed in Denmark
ISBN 978-3-03788-341-9

Titel der amerikanischen Originalausgabe: The Toad and the Jaguar. Publiziert von der Green Earth Foundation und Regent Press, El Verano, Kalifornien, USA, www.greenearthfound.org

Der Verlag dankt der Green Earth Foundation für die finanzielle Unterstützung.

Inhaltsverzeichnis

Alle Dinge sind Gift, und nichts ist ohne Gift; allein die Dosis machts, dass ein Ding kein Gift sei.

THEOPHRASTUS PARACELSUS (*Septem Defensiones*, 1538)

Die höchste Stufe des Sehens, der Beziehung ganz allgemein zu einem Objekt und der Außenwelt überhaupt, ist dann erreicht, wenn die Grenze zwischen Subjekt und Objekt, zwischen Betrachter und Betrachtetem, zwischen mir und der Außenwelt bewusstseinsmäßig aufgehoben ist, wenn ich mit der Welt und ihrem geistigen Urgrund eins geworden bin. Das ist der Zustand der Liebe.

ALBERT HOFMANN (Lob des Schauens, 2002)

Vorwort von Charles S. Grob

In den letzten 50 Jahren gab es außergewöhnliche Erkenntnisse zur Fähigkeit bestimmter chemischer Verbindungen, einen zutiefst veränderten Bewusstseinszustand hervorzurufen. Einer der Pioniere dieser revolutionären Wissenschaft ist Ralph Metzner, dessen Karriere 1960 an der Harvard-Universität begann. In unserem sich entwickelnden Verständnis des Potenzials von Psychedelika zur Unterstützung von Heilung und spirituellem Bewusstsein stand Metzner an vorderster Front und erkannte als einer der Ersten die besondere Bedeutung von Set und Setting, um optimale Resultate zu gewährleisten, und insbesondere auch die körperliche und seelische Unversehrtheit derjenigen, die sich entschlossen haben, die Geheimnisse innerer Welten zu erforschen. Nachdem er zu Beginn seiner beruflichen Laufbahn ein anerkannter wissenschaftlicher Experte in Bezug auf das Wirkspektrum synthetischer psychedelischer Verbindungen war, hat er sich in den letzten Jahren leidenschaftlich der Erforschung der Beziehungen zwischen der menschlichen Gattung und der natürlichen Welt gewidmet, wobei er sich auf das bemerkenswerte Gebiet der visionären Pflanzen konzentrierte, die den indigenen Völkern der Erde seit langem bekannt sind und erst in den letzten Jahren von der Moderne „entdeckt" worden sind.

Die Kröte und der Jaguar ist Metzners neuester Beitrag zu unserem Verständnis dieser bewusstseinsverändernden chemischen Verbindungen, zusammen mit der Vorstellung seiner beeindruckenden Studien zu einer hochwirksamen und bis anhin kaum verstandenen neurochemischen Verbindung, 5-MeO-DMT (5-Methoxy-Dimethyltryptamin), und ihrem Vorkommen in der Natur, sowohl in Pflanzen aus dem Amazonas-Regenwald als auch – höchst eigenartig – in den Drüsensekreten einer bestimmten Krötenart, deren Lebensraum die riesige Wüste im Grenzgebiet zwischen Mexiko und den südwestlichen Vereinigten Staaten ist.

Es ist bemerkenswert, dass das menschliche Zentralnervensystem eine so einzigartige Sensibilität gegenüber den Wirkungen von Psychedelika zeigt. Bei LSD

(Lysergsäurediethylamid), dem Prototyp eines synthetischen Halluzinogens, liegt die Empfänglichkeit im Mikrogrammbereich, bei einer erstaunlich geringen Menge. Andere psychedelische Verbindungen – einschließlich Psilocybin, Meskalin und Tryptamine – bewirken, obwohl hier die Dosierungen nicht im Mikrogrammbereich liegen, hochgradig veränderte Bewusstseinszustände, die das Potenzial für lebensverändernde Erfahrungen freilegen. Die indigenen Völker schätzen sie als Sakramente höchsten Ranges, und ihr Erscheinen inmitten der Wirren und Herausforderungen der modernen Zivilisation gebietet es, sie mit größtem Respekt zu betrachten. Lassen Sie uns einen Moment innehalten und uns die ontologische Bedeutung des menschlichen Zentralnervensystems vergegenwärtigen, das ausgehend von den frühesten Lebensformen auf dem Planeten eine solch außerordentliche Empfänglichkeit gegenüber dieser ausgesprochen unüblichen Gruppe psychoaktiver Verbindungen entwickelt hat. Es hat sich gezeigt, dass das menschliche Gehirn in gewissem Sinne dafür programmiert ist, auf diese *Pflanzen der Götter* zu reagieren, wie es die großen Pioniere Schultes und Hofmann ausdrücken würden. Es ist an uns, den Erben all der Traditionen und Völker, die auf unserer Erde gelebt haben, den Sinn dieser göttlichen Gaben zu verstehen und zu lernen, sie optimal zu nutzen.

Über die Untersuchung der stark bewusstseinserweiternden und potenziell positiv lebensverändernden Auswirkungen von 5-MeO-DMT hinaus leistet Metzner wertvolle Dienste, indem er die dunkle Seite des potenziell falschen Gebrauchs und Missbrauchs untersucht, bei dem gefährdete Nutzer, die diese chemische Verbindung unter ungünstigen Bedingungen zu sich nehmen, das Risiko eingehen, sich selbst zu schaden. Es ist dringend erforderlich, dass wir lernen, optimale Modelle umzusetzen, um solch potente Verbindungen wie 5-MeO-DMT handhaben zu können. Die Erforschung der traditionellen Anwendung als Sakrament betont die Bedeutung von Set und Setting ebenso wie die Fachkenntnis und die ethische Integrität des Vermittelnden. Nachdem offizielle Untersuchungen über Halluzinogene mehrere Jahrzehnte lang eingefroren waren, haben sich kürzlich Gelegenheiten ergeben, offiziell genehmigte Studien zu ihren Wirkungen auf menschliche Anwender fortzuführen, sowohl mit normalen Freiwilligen als auch Versuchspersonen mit klinischen Funktionsstörungen, die nicht auf konventionelle Behandlungen reagiert haben. Die Zeit ist gekommen, in der wir diese wertvollen Forschungen fortsetzen können, die aufgrund der beträchtlichen kulturellen Unreife, die in den Sechzigerjahren herrschte, vorzeitig beendet wurden. Die Frage ist nun, ob wir als Gesellschaft inzwischen genügend entwickelt und in der Lage sind, solche Untersuchungen in diesem zentral wichtigen und doch lange vernachlässigten Gebiet zu bewahren und zu unterstützen.

Zur Bestimmung der Bandbreite der physiologischen und psychologischen Wirkung von 5-MeO-DMT ist eine weitere Grundlagenarbeit unumgänglich, um sicherzustellen, dass wir die exakten Sicherheitsparameter für die Blutdruckregulation und auch für die mentale Stabilität vollständig verstehen können. Aufgrund seiner eigenen Experimente hat Metzner bereits erkannt, dass die nasale Applikationsmethode signifikant sicherer sein dürfte als die Droge zu rauchen, den Dampf einzuatmen oder sie zu injizieren. Darüber hinaus weist er darauf hin, dass möglicherweise eine Vielzahl von psychiatrischen, psychosomatischen und sogar immunologischen Störungen für ein Behandlungsmodell unter Einsatz solcher Verbindungen empfänglich sein könnte.

Es wird notwendig sein, darauf zu achten, dass man beim Einsatz dieser Methode in sachkundiger, respektvoller und ethischer Weise vorgeht und es dabei vermeidet, die antagonistischen kulturellen Reaktionen auszulösen, die nach der plötzlichen Einführung von Psychedelika in der Gesellschaft in den Sechzigerjahren auftraten. Konsequent durchgeführte Studien zu Psychedelika verfügen über ein hohes Potenzial, neue und effektivere Behandlungsmethoden für Menschen aufzuzeigen, die an unlösbaren oder konventionell nicht behandelbaren Zuständen leiden (Non-Responder), ebenso wie sie uns neue Wege weisen, uns mit der Erde zu verbinden, so dass wir die wachsenden Befürchtungen in Bezug auf Umweltzerstörung und Klimawandel angehen könnten. Es ist jedoch unerlässlich, dass wir vollumfänglich aus den Lektionen der Vergangenheit lernen und die Fallstricke meiden, welche die frühen, vielversprechenden Untersuchungen in diesem Bereich zum Scheitern verurteilt haben.

Wir schulden der überaus wichtigen Arbeit dieser frühen Forscher für ihren Beitrag, den sie der Welt auf dem Gebiet der psychedelischen Forschung hinterlassen haben, unseren tiefsten Dank. Ralph Metzner selbst hat die Generationen überbrückt, als führender Gelehrter und Forscher in den frühen, glücklichen Tagen der psychedelischen Entdeckungen, mit stetiger, beharrlicher Präsenz im Verlauf der folgenden Jahrzehnte der Repression und nun bei der erneuten Öffnung dieses lange schlummernden Gebiets. Seine couragierten und unermüdlichen Bemühungen haben die Vision am Leben erhalten und stellen weiterhin neue Einsichten und neue Wege zur Entwicklung unseres Verständnisses dieses essenziellen und faszinierenden Forschungsbereichs zur Verfügung. *Die Kröte und der Jaguar* ist nur die jüngste von vielen Leistungen in einer Laufbahn, die dazu beigetragen hat, unsere Augen für die tiefgründigen Mysterien und Transformationspotenziale zu öffnen, welche die Natur für uns durch ihre heiligen Pflanzen und chemischen Verbindungen bereit hält.

Charles S. Grob ist Leiter der Abteilung für Kinder und Jugendpsychiatrie am Harbor-UCLA Medical Center und Professor für Psychiatrie und Kinderheilkunde an der UCLA School of Medicine. Er ist außerdem Gründungs- und Vorstandsmitglied des Heffter Research Institute.

Vorwort von Stanislav Grof

Die zwei Jahrzehnte, die Albert Hofmanns zufälliger Entdeckung der psychedelischen Effekte des LSD-25 folgten, nannte man „die goldene Ära der Psychopharmakologie". Die Entdeckung neuer Psychedelika und eine Renaissance des Interesses an den bereits Bekannten brachte neue Hoffnung für die Psychiatrie – man versprach sich eine Therapie, welche die Ursachen emotionaler Störungen angehen könnte, anstatt lediglich die Symptome zu unterdrücken. Zur gleichen Zeit gewann man in Laboruntersuchungen mit Psychedelika revolutionäre neue Erkenntnisse über Neurorezeptoren, Neurotransmitter und die Interaktionen von Drogen im Gehirn. Nach den unglücklichen und fehlgeleiteten behördlichen und gesetzlichen Überreaktionen angesichts des unkontrollierten Massengebrauchs von Psychedelika in den sechziger Jahren wurde jede wissenschaftliche Forschung in diesem vielversprechenden Gebiet effektiv unterbunden. Die akademische Gemeinschaft benötigte danach 40 Jahre, um zu erkennen, dass das Potenzial psychedelischer Substanzen es verdient, ernsthaft erforscht zu werden. Während dieser Periode hätten einige faszinierende Psychedelika nicht synthetisiert, entdeckt und erforscht werden können, wenn es nicht engagierte Einzelpersonen und Gruppen gegeben hätte, die von dem wissenschaftlichen, psychologischen und spirituellen Potenzial der Psychedelika und Entheogene überzeugt waren. Sie führten die informelle Erkundung dieser Arzneien und Sakramente ohne offizielle Erlaubnis weiter, indem sie sich Gesetzeslücken und das schleppende Tempo bei der Kriminalisierung neuer Substanzen zunutze machten.

Diese enthusiastischen Forscher haben große Mengen unschätzbarer Informationen gesammelt, die in der Zukunft als Basis für gut konzipierte und organisierte Forschungsprojekte dienen könnten. Während der letzten 30 Jahre hielt Ralph Metzner, ein erfahrener Wissenschaftler und Pionier auf dem Gebiet der psychedelischen Forschung, Kontakt mit diesen Gruppen in den USA und Europa und sammelte die Daten ihrer Erfahrungen mit den entheogenen Tryptaminderivaten, die er hier mit seinem bahnbrechenden Buch *Die Kröte und der Jaguar* zugänglich macht. Der Fokus dieses Buches liegt vor allem auf einer Substanz, die besonders faszinierend und vielversprechend ist, 5-Methoxy-DMT, einem psychoaktiven Alkaloid, das aus südamerikanischem indigenem Schnupfpulver und dem Gift der Kröte *Bufo alvarius* gewonnen wird.

Das Buch bietet detaillierte Informationen bezogen auf die Phänomenologie der Erfahrung selbst, die therapeutischen Wirkungen, die Darreichungsformen, das Dosis-Wirkungs-Verhältnis, den Einfluss verschiedener Settings, die Kombination entheogener Sitzungen mit verschiedenen Formen spiritueller Praxis sowie den Vergleich von 5-MeO-DMT mit seinen nahen Verwandten *DMT* und *Bufotenin*. Vor allem das Potenzial von 5-MeO-DMT als zukünftiger therapeutischer Wirkstoff scheint besonders interessant zu sein, da es kraftvoll genug ist, um therapeutische und transformative Prozesse innerhalb einer Zeitspanne einzuleiten, die keine unverhältnismäßigen Anforderungen an den zeitlichen Rahmen des Therapeuten stellt, und es daher einfacher macht, die Erfahrung zu bewahren.

Die Kröte und der Jaguar ist ein außerordentlicher Beitrag zur psychedelischen Literatur, der in Zukunft als Klassiker angesehen werden wird. Die Informationen, die dieses Buch bietet, sind überzeugend genug, um klinische Forschungen zu 5-MeO-DMT anzuregen. Naheliegend wäre eine Studie, welche die Wirkungen dieser Substanz bei der Behandlung des PTSD bei Kriegsveteranen untersuchen würde und die wegen der massiven Probleme innerhalb dieser diagnostischen Kategorie vielleicht die beste Chance für eine Zulassung hätte.

Auch für Psychoneuropharmakologen könnte die Erforschung von 5-MeO-DMT von großem Interesse sein, da *Tryptamin* ein Derivat der Aminosäure *Tryptophan* ist und natürlicherweise im menschlichen Körper vorkommt. Eine solche Forschung könnte Einsichten in die Mechanismen ermöglichen, die mit spontan auftretenden Episoden nicht-alltäglicher Bewusstseinszustände und mystischen Erfahrungen assoziiert sind.

Stanislav Grof ist Begründer und Präsident der International Transpersonal Association, Autor von *Topographie des Unbewussten, LSD-Psychotherapie, Psychologie der Zukunft* und anderen Werken.

Die Kröte und der Jaguar

Erfahrungsberichte zur Erforschung einer visionären Medizin

5-MeO-DMT *(5-Methoxy-Dimethyltryptamin)* wurde erst im Januar 2011 in die Liste der kontrollierten Substanzen der Anlage I aufgenommen, während die besser bekannte chemisch verwandte Substanz DMT bereits seit Mitte der sechziger Jahre gelistet und verbannt worden war. Infolgedessen konnten die pharmakologischen und entheogenen Forschungen, auf die hier Bezug genommen wird und die zu verschiedenen Zeiten während der letzten 30 Jahre stattfanden, völlig legal durchgeführt werden. Mein geschätzter Kollege und Freund, der chilenische Psychiater Claudio Naranjo, der bei einigen der frühen Experimente an neuen Substanzen mit Alexander Shulgin zusammenarbeitete, erzählte mir einmal, dass sie sich bewusst dafür entschieden hatten, diese Substanz in ihren veröffentlichten Artikeln nicht zu benennen, so dass sie dem kritischen Radar der Prohibitionisten vielleicht entgehen würde. Ich selbst habe mich in meinen früheren Veröffentlichungen ebenfalls an diese stillschweigende Übereinkunft gehalten; nun jedoch, da sozusagen die „Katze aus dem Sack" ist und die Substanz eine perverse Anerkennung durch die Prohibition erlangt hat, empfinde ich die Zeit als reif, um wahrheitsgemäß darüber zu berichten.

In dieser Monografie beschreibe ich Ergebnisse von Erfahrungen und Beobachtungen aus über 30 Jahren, die verschiedene Anwendergruppen und Individuen, sowohl in den Vereinigten Staaten als auch in Europa, mit dieser Substanz gemacht haben. Es ist der Auftakt für eine spätere Veröffentlichung, in der ich meine Beobachtungen in Bezug auf die anderen wichtigen halluzinogenen/psychedelischen Substanzen darlegen werde. Was die Untersuchungen mit diesen Substanzen betrifft, benutze ich den Begriff *Untergrund* in dem Sinne, dass sie aus Respekt vor den Restriktionen und Verboten der herrschenden Kultur verborgen waren. Ich sehe diese Kultur nicht als gegensätzlich oder im Widerspruch zu herkömmlichen politischen Systemen stehend. Vielmehr scheint mir – soweit ich das sehen kann –

dass das Interesse an „geistunterstützenden Pflanzen" (um Thomas Berrys treffenden Ausdruck zu benutzen) mit einem breiten Spektrum verschiedener politischer und religiöser Richtungen übereinstimmt.

5-MeO-DMT findet sich natürlicherweise – gemeinsam mit seinem besser bekannten chemischen Verwandten DMT sowie anderen Indol-Alkaloiden – in Schnupf-Zubereitungen mit unterschiedlichen Bezeichnungen wie *Epena* oder *Paricá*, die aus dem Harz der Rinde mehrerer Virola-Baumarten (insbesondere *V. theiodora*) gewonnen werden. Dieses Virola-Schnupfpulver wird von den Tukano, Waika, Yanomama und anderen Indianern des westlichen Amazonas- und Orinocobeckens verwendet, die es als „Samen der Sonne" bezeichnen. Es ruft einen außerkörperlichen, dissoziierten Zustand hervor, den Schamanen rituell nutzen, um sich für die Heilung und die Divination mit positiven, lebensunterstützenden Geistern zu verbinden und um Abwehrmaßnahmen gegen feindliche Geister zu treffen (Schultes, R.E. & Hofmann, A., 1979).

Es gibt sowohl anthropologische als auch archäologische Hinweise auf eine andere kraftvolle schamanische Schnupfzubereitung namens *Yopo, Vilca* oder *Cebil*, die aus pulverisierten Samen/Bohnen verschiedener *Anadenanthera*-Baumarten (*A. colubrina* und *A. peregrina*) gewonnen wird. Diese Schnupfzubereitungen wurden ebenfalls in Amazonien und dem nördlichen Argentinien verwendet; mit ihrem Saatgut wurde offenbar bei den Kulturen in der Atacama-Wüste im nördlichen Argentinien Handel getrieben. Man hat dort Schnupfutensilien mit Samenkapseln gefunden, die auf das zweite Millenium vor Christus zurückdatiert werden (Torres, C.M. & Repke, D.B., 2006). Der hauptsächliche chemische Bestandteil des *Anadenanthera*-Schnupfpulvers ist in erster Linie *Bufotenin* (5-Hydroxy-Dimethyltryptamin), das unbestimmte psychoaktive Eigenschaften hat, die man gerade erst zu dokumentieren und zu erforschen beginnt. In der nachfolgenden Monografie werde ich *Bufotenin* nicht erörtern, da meine eigenen (begrenzten) persönlichen Erkundungen darauf hindeuten, dass es trotz der chemischen Verwandtschaft nicht annähernd die fundamentale Psychoaktivität des 5-MeO-DMT besitzt.

Bufotenin, wie sein Name bereits suggeriert (*bufo* = lateinisch „Kröte") findet sich ebenfalls in einigen Krötenarten und wurde in den 1960er-Jahren ebenso wie

DMT in die Liste der kontrollierten Substanzen der Anlage I aufgenommen. Ein schamanischer Gebrauch des Krötengiftes wurde bisher in der ethnologischen Literatur nicht dokumentiert, obwohl man es aus dem umfangreichen Vorkommen der Kröten-Darstellungen in der Maya-Ikonografie der klassischen Periode schließen könnte. In ihrem Artikel von 1992 zur „Identität einer psychoaktiven Kröte der Neuen Welt" verwarfen Wade Davis und Andrew Weil *Bufo marinus*, die zuvor als passende Spezies vorgeschlagene Art, der Toxizität ihres Giftes wegen (Davis, W. & Weil, A. 1992).

Stattdessen schlugen sie die in der Wüste von Sonora lebende Kröte vor, *Bufo alvarius*, deren Gift, „obwohl es für seine Toxizität bei oraler Einnahme bekannt ist, unbedenklich geraucht werden kann und stark psychoaktiv ist, wenn es auf diesem Weg verabreicht wird ... was eindeutig auf eine psychoaktive Kröte hinweist, die von den präkolumbianischen Völkern der Neuen Welt verwendet worden sein könnte" (op. cit. S. 51). Die psychoaktive Komponente des Giftes von *Bufo alvarius* ist nicht *Bufotenin*, sondern 5-MeO-DMT. Davis und Weil kamen zum Schluss, dass das Rauchen die toxischen Bestandteile des reinen Giftes selektiv denaturiert. Sie fügen hinzu, dass „... eine Kröte *B. alvarius* zwischen 0,25 und 0,5 Gramm getrockneten Giftes liefert. Da die Konzentration an 5-MeO-DMT bei etwa 15 Prozent liegen dürfte, kann eine Kröte ca. 75 Milligramm einer halluzinogenen Droge produzieren, deren wirksame Dosis beim Menschen, wenn sie geraucht wird, bei Dosierungen zwischen 3 und 5 Milligramm liegt. Mit anderen Worten, eine einzige Kröte produziert 12–25 Dosen einer der psychoaktivsten Drogen in der Natur" (op. cit. S. 57).

Ich möchte betonen, dass die Experimente, über die ich in dieser Monographie berichte, keine Experimente mit Placebo-Kontrollgruppen waren, wie es bei wissenschaftlichen Studien von neuen und unbekannten Arzneien üblich ist. Was diese (je nachdem *psychedelisch, halluzinogen* oder *entheogen* genannten) Substanzen angeht, so hat die medizinische Wissenschaft noch nicht das Stadium kurz vor deren Einführung in den psychiatrisch-pharmazeutischen Markt erreicht. (Eine mögliche Ausnahme ist hier das synthetische MDMA, das hoffentlich bald als Ergänzung zur psychotherapeutischen Behandlung von PTSD zugelassen werden könnte.) Vielmehr liegen uns ethnographische Erfahrungsberichte vor: eigene

Beobachtungen aus dem subkulturellen Untergrund, begleitet von Erfahrungsberichten mehrerer teilnehmender Beobachter. Meine Anregungen zu den möglichen Prozessen, die im Gehirn durch diese Substanzen ausgelöst werden könnten, sind natürlich hypothetisch und müssten den gewohnten Tests unterzogen sowie mit wissenschaftlichen Methoden wiederholt werden.

Gleichzeitig möchte ich betonen, dass man bei der Erforschung dieser und anderer sogenannter psychedelischer oder entheogener Substanzen die Beobachtungen und Reflektionen nicht einzig auf die physischen und psychischen Wirkungen begrenzen kann. Wie die meisten hier zitierten Personen betonen, gingen ihre Erfahrungen mit diesen Substanzen zeitweise weit über das Körperliche und Psychische hinaus, in die tiefsten und höchsten Dimensionen sowohl kosmischer als auch spiritueller Natur – und sogar bis in die göttlichen Sphären, von denen die Mystiker aller Traditionen berichten. Dies sind Erfahrungswelten, in denen beschreibende Worte und unzureichende Bilder einer unbeschreiblichen Ehrfurcht und Verwunderung weichen.

Erfahrungen mit dem Rauchen des Krötengiftes von *Bufo alvarius*

Wade Davis beschreibt in dem oben zitierten Artikel seinen eigenen Versuch mit der Inhalation des getrockneten Giftes von *B. alvarius* wie folgt:

> Kurz nach der Inhalation spürte ich warme, fließende Empfindungen, ein wunderbares Wohlgefühl, starke auditive Halluzinationen mit einem zikadenähnlichen Geräusch, das mein Bewusstsein durchfloss und meinen Körper mit der Erde zu verbinden schien. Obwohl ich mich in einem Raum befand, konnte ich das Gefühl von Erde spüren, den trockenen Wüstenboden, der durch meine Finger rieselte, die Sterne am Mittag, den Duft von Kakteen und Salbei, die unmittelbare Empfindung von trockenen Blättern. Starke visuelle Halluzinationen in Orb-ähnlicher Brillanz, Diamantmuster, die sich wellenartig durch mein Gesichtsfeld bewegten (Davis, W. & Weil, A., op. cit. p. 56).

Einer meiner Freunde hat berichtet, dass er in seinen Erfahrungen mit Ayahuasca (das sowohl DMT als auch 5-MeO-DMT enthält) ebenfalls dieses zikadenähnliche Geräusch gehört hat. Gemäß den Erfahrungsberichten der Brüder Terence und Dennis McKenna schien die innere Klangschwingung, die sie während ihrer Reise zuerst hörten und danach selbständig erzeugten, einen Quantensprung in eine andere Dimension der Wirklichkeit herbeizuführen (McKenna, T. & McKenna, D., 1975).

Um eine ehrenhafte, ethische Haltung gegenüber einem anderen Mitglied des Tierreichs zu wahren, möchte ich an dieser Stelle betonen, dass es absolut möglich, ja sogar obligatorisch ist, das Extrahieren des Exsudates einer Kröte effizient und sicher auszuführen, ohne das einzelne Tier dabei irgendwie zu verletzen.

Nachdem ich bereits einige bemerkenswerte und aufschlussreiche Erfahrungen (die weiter unten beschrieben werden) mit dem Rauchen von synthetischem 5-MeO-DMT gesammelt hatte, beschloss ich in den späten 1980er-Jahren, mit zwei erfahrenen Freunden an einer Expedition teilzunehmen, um das Gift von *Bufo alvarius* einzubringen. So kam es, dass ich mich während der Regenzeit in den Randgebieten von Tucson, Arizona, einfand, um etwas von dem halluzinogenen Exsudat dieser Kröte einzusammeln. Diese großartigen Amphibien leben gegenwärtig vor allem in der Sonora-Wüste und verbringen neun Monate des Jahres bis zu 60 Zentimeter tief vergraben im feuchten Untergrund von Mutter Erde. Nach dem Regen, der oft nur sehr spärlich fällt, kommen sie für eine Fress- und Kopulations-Orgie heraus und halten sich in grasigem Gelände in der Nähe von feuchten Wasserstellen auf. Nachts hüpfen sie unter Straßenlaternen herum, um fliegende Insekten zu fangen, und dort fanden wir sie. Im Gegensatz zu ihren langbeinigen Vettern, den Fröschen, können Kröten nicht richtig springen – sie hopsen nur ein wenig herum und sind leicht zu fangen.

Einige der größeren Exemplare passen kaum in die Hand eines erwachsenen Mannes, sie messen in der Länge vielleicht 15 Zentimeter vom Kopf bis zum hinteren Ende (von vorn bis hinten) und 10 Zentimeter in der Breite; außerdem scheinen sie in der Lage zu sein, ihren Stammumfang auszudehnen, indem sie sich aufblasen und dadurch noch fetter erscheinen.

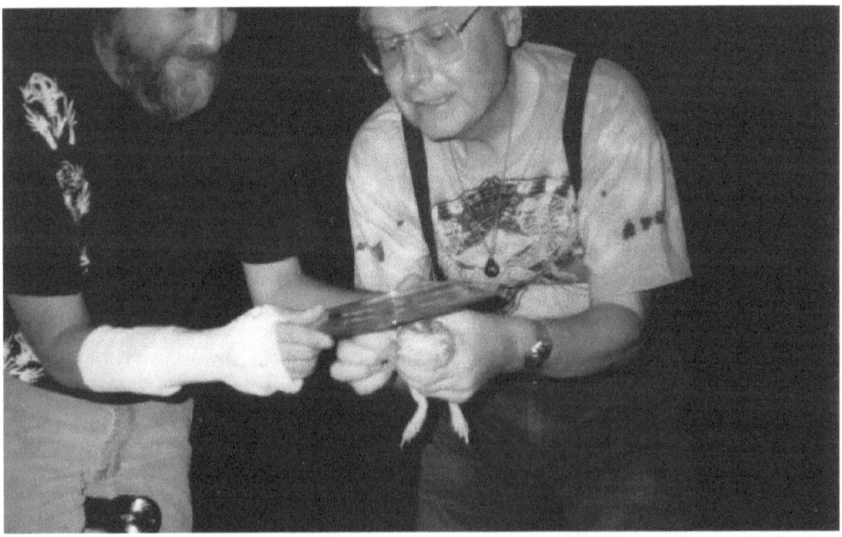

Der Autor (etwas angespannt) und sein Kollege bei der Extraktion des psychoaktiven Krötengiftes aus *Bufo alvarius* zur Nutzung als Forschungsmaterial.

Sie fühlen sich so an und wiegen so viel wie ein kleines gerupftes Huhn – nur dass sich ihr Körper sehr weich und nachgiebig anfühlt, und man spürt keine Knochen. Die Farbe ihrer Haut ist olivgrün, mit kleinen buckeligen Warzen, zwei großen, hervortretenden Ohrspeicheldrüsen am Nacken, die etwa 13 Millimeter lang sind, und kleineren Drüsen in der Beuge der Ellbogen und Leisten. Wir arbeiteten paarweise: Der eine nahm die Kröte, hielt sie vorsichtig, aber dennoch fest von oben mit einer Hand und drückte mit dem Daumen und dem Zeigefinger der anderen Hand auf die Drüse, so dass der milchig weiße Schleim auf ein Stück Plastik oder Glas herausquoll oder herausspritzte, das der andere bereithielt. Das Exsudat klebt am Glas fest, und man lässt es über Nacht trocknen. Dann kann man es mit einer Rasierklinge abschaben, in Form kleiner Flocken und Krümel, die man dann in einer Pfeife oder einem Verdampfer rauchen kann.

Meine persönliche Einstellung zu Kröten war aufgrund von Unwissenheit und Gerüchten aus meiner Kindheit eine Mischung aus Abneigung und Angst gewesen. Irgendwie war ich zu dem irrigen Glauben gelangt, dass sie Gift auf dich spucken können. Aber zum Zeitpunkt dieser Expedition hatte meine Einstellung sich in Bewunderung verwandelt, ja geradezu in Ehrfurcht. Ich hatte bereits Gelegenheit gehabt, die Wirkungen der psychoaktiven Inhaltsstoffe des Giftes dieser speziellen

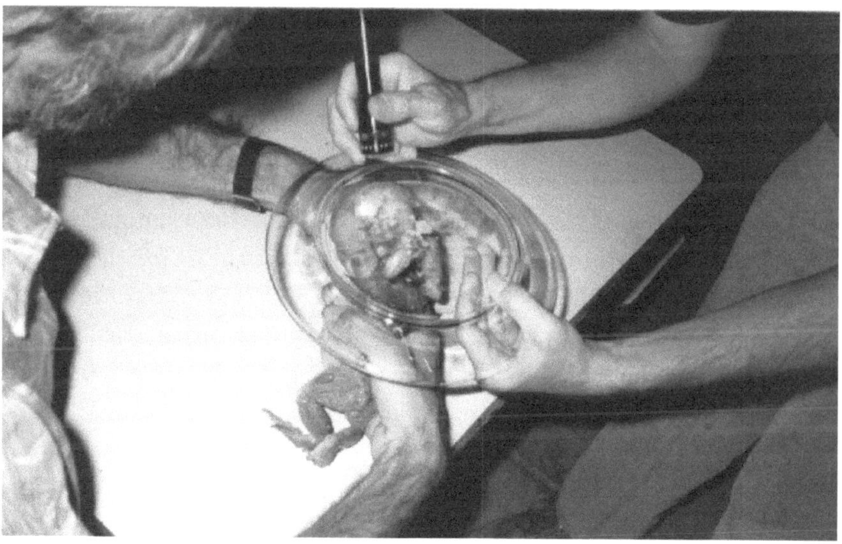

Kröte zu erfahren, das ebenso in verschiedenen entheogenen Schnupfzubereitungen aus Südamerika vorkommt, wie oben bereits erwähnt. Meine Erlebnisse mit dieser Substanz, einer chemischen Verwandten des DMT, gehören zu den tiefsten transzendenten und heilenden Erfahrungen meines Lebens, obwohl sie zeitweise auch herausfordernd und beängstigend waren. Die bewusste Erinnerung an vorhergehende erhellende Erfahrungen mit synthetischem 5-MeO-DMT und das Wissen, dass es in dieser Form unbedenklich eingenommen werden kann, überwogen alle negativen subjektiven Gefühle in Bezug auf Kröten.

Man könnte sagen, ich war bereit, die Krötengottheit zu verehren, die solch magische Erfahrungen im Menschen induzieren konnte. Wir näherten uns diesen liebenswerten Geschöpfen mit Anerkennung und Respekt. Wenn ich eine aufhob, sprach ich leise mit ihr. Ich erinnere mich, dass ich überrascht war von ihrem weichen, schweren Körper mit einer Haut, die überhaupt nicht schleimig war, und den wunderschönen, tiefschwarzen runden Augen, die wie schwarze Perlen glänzten. Wir murmelten Gebete der Dankbarkeit und Zusicherungen, dass wir ihnen keinen Schmerz zufügen würden. Wir erzählten ihnen, wie die Medizin, die sie produzierten, uns Menschen helfen würde, die Natur der Wirklichkeit zu verstehen und uns kosmische heilende Visionen geben würde. Nach dem Melken des Exsudats setzten wir sie wieder behutsam auf dem Boden. Man hatte uns erklärt, dass die Kröte ihren Giftvorrat innerhalb von zwei Wochen wieder auffüllen kann und dass sie ansonsten keinen Schaden nimmt.

Das Gift dient der Kröte zur Verteidigung: Ein Hund oder ein Kojote, der sie zu beißen versucht, würde einen Schuss des halluzinogenen Schleims ins Maul oder die Augen abbekommen; das würde den Räuber zwar nicht töten, ihn aber definitiv von seiner Absicht abbringen. Wir sprachen mit einer Frau in Tucson, die mehrere Hunde besaß; rund um ihr Schwimmbecken hielten sich viele dieser Kröten auf. Einer ihrer Hunde hatte eine Kröte ernsthaft angegriffen, und als sie ihn fand, wälzte er sich rücklings auf dem Boden, seine Zunge hing heraus, er sabberte, und seine Augen rollten wild. Nach zwanzig Minuten stand der Hund auf und lief weg; er war offensichtlich nicht verletzt und hatte sein raubtierhaftes Interesse an der Kröte vergessen.

Ein andermal hatte der Familienhund im Haus eines Freundes irgendwie eine größere Menge pulverisierten Krötenschleims gefunden und gefressen, die in einem Paket auf einem niedrigen Tisch gelegen hatte, während sein Besitzer und befreundete Psychonauten, darunter auch ich, in einem angrenzenden Raum saßen und uns unterhielten. Da wir nicht wussten, was der Hund getan hatte, waren wir beunruhigt, als wir den Hund ausgestreckt auf dem Boden liegen sahen, bewegungslos mit Ausnahme einer flachen Atmung. Wir brachten ihn auf dem schnellsten Weg mit dem Auto zum nächsten Tierarzt. Die Fahrt dauerte über 20 Minuten, und als wir dort ankamen, hatte er schon beinahe zu seinem schwanzwedelnden, glücklichen Selbst zurückgefunden.

Im Krötenschleim sind verschiedene Anteile anderer Wirkstoffe wie *Bufotenin* enthalten, das giftiger sein dürfte. Man nimmt an, dass die Toxine aktiv sind, wenn sie direkt über die Schleimhäute (von Mund, Nase oder Augen) absorbiert werden, jedoch durch die Hitze beim Rauchen inaktiviert werden. An späterer Stelle in diesem Essay werde ich unsere Experimente mit der nasalen Einnahme von synthetischem, reinen 5-MeO-DMT – die Schnupfmethode – beschreiben. Mit der synthetisierten reinen Substanz ist dies physiologisch völlig sicher, während bei der Schnupfmethode das Krötengift potenziell giftig oder zumindest unangenehm sein könnte, da es aus einer Mischung verschiedener Bestandteile besteht.

Meine beiden Begleiter und ich kehrten mit einem Vorrat des getrockneten Krötengiftes von unserer Expedition zurück, das wir dann im Selbstversuch testeten. Bret B. dokumentierte die folgenden Beobachtungen aus seinem Versuch:

> Ich denke, die Rauchtechnik ist sehr wichtig und etwas schwierig zu erlernen – man will das Verdampfen des getrockneten Giftes zu undurchsichtigem weißem Rauch maximieren, während man das Verkohlen des Materials durch den direkten Kontakt mit der Flamme minimiert. Meiner Erfahrung nach kann dies eine absolut überwältigende, positiv lebensverändernde Wirkung haben, wenn es unter den richtigen Voraussetzungen gemacht wird. Einmal in diesem Sommer zog im Gebirge auf 3600 Meter über Meer ein Gewitter auf, und während der Hochphase meiner Erfahrung, in der es keinen inneren Dialog gab und das Ego aufgelöst war, fühlte ich einen innigen

> Kontakt mit Blitz und Sturm. Zu diesem Zeitpunkt regnete es überall um uns herum, aber nicht auf uns. Ich setzte mich auf, öffnete meine Augen und schaute geradewegs hinauf in die Wolken, und es war sogar noch intensiver als mit geschlossenen Augen. Ein Teil von mir war im Dialog mit dem Blitz. Ich formulierte eine Frage, so etwas wie „Bist du da?" und erhielt eine unmittelbare Antwort in Form eines Blitzes, der in der Nähe einschlug.
>
> Ich litt damals schon länger an rheumatoider Arthritis. Ich spürte, wie meine Wirbelsäule sich zu bewegen versuchte, und eine wellenartige Bewegung lief von ihrer Basis her bis hinauf zu meinem Kopf, und ich fühlte etwas direkt nach oben in die Wolken über mir schießen, und dies wurde innerhalb einer Millisekunde von einem schrecklich lauten Blitzschlag in unmittelbarer Nähe beantwortet. Alle Schmerzen verschwanden im selben Moment aus meinem Körper, aus Gelenken, Muskeln, Rückenschmerzen, alles, und 48 Stunden lang kehrten die Schmerzen nicht zurück, auch nicht die geringsten körperlichen Schmerzen der üblichen Art. Als ich aus der Erfahrung herauskam, fühlte ich intensiv die lange Zeitspanne der Evolution auf diesem Planeten und nahm andere, größere, vielleicht seit Äonen existierende Entitäten wahr, die in Zuständen wie diesen auf uns aufmerksam werden können. In diesem Zusammenhang hatte ich das Gefühl, dass wir Menschen für sie wie Mikroben waren.

Ich kann hinzufügen, dass die Heilung und die schmerzreduzierende Wirkung des Krötengiftes und seines synthetischen Äquivalents (5-MeO-DMT) von anderen mehrmals bestätigt worden ist, inklusive mir selbst – und dies ist eine Thematik, die weitere Untersuchungen verdient. Meine spekulative Hypothese ist, dass die Medizin einen tiefgreifenden Entspannungszustand und eine schmerzlose Fluidität an den neuromuskulären Verbindungen herbeiführt – was, wenn auch nur temporär, einen hoffnungsvollen, nachhaltigen, im Gedächtnis verankerten Ausblick auf Heilung zurücklässt. Dr. Charles Grob (persönliche Mitteilung) hat vorgeschlagen, sollten diese Beobachtungen bestätigt werden, dass diese Substanz eine Rolle spielen könnte bei der Behandlung neuromuskulärer Erkrankungen wie der *Myasthenia gravis,* bei der die aktuellen Therapien große Dosen an Kortikosteroiden vorsehen, die jedoch erhebliche Nebenwirkungen haben.

Die reine Substanz ist im Dosisbereich von 5–15 Milligramm aktiv. Jedes Exsudat einer erwachsenen Kröte enthält bis zu 75 Milligramm. Das bedeutet, jede Kröte ist mit genügend energetischer Kraft aufgeladen, um potenziell sieben bis zehn erwachsene Menschen in kosmisches Hyper-Bewusstsein zu führen, zum Herzen der Schöpfung, und sie sicher in ihre menschliche Form zurückzubringen. Hierin liegt also das Mysteriöse: Warum und wie kann die Kröte dies tun oder dazu fähig sein? Warum ist ihre Verteidigungs-Überlebens-Reaktion so beschaffen, dass sogar Menschen, die nicht einmal Jagd auf die Kröten machen, mystische Transzendenz durch sie erfahren können? Zumindest ist es ein Hinweis auf das verwobene Netz allen Lebens auf molekularer Ebene. Alles Leben auf der Erde benutzt die gleichen DNA-Moleküle als Code für Fortpflanzung und genetische Übermittlung.

Eine Passage aus Shakespeares *Wie es Euch gefällt* scheint verbunden zu sein mit einem geheimen Wissen von diesem allumfassenden Bewusstsein, einer mystischen Einheit mit der Natur, und mit einer uralten Tradition von Juwelen im Kopf der Kröte. Dieses Bild erscheint auf seltsame Weise bedeutsam, in Anbetracht der Vielzahl glitzernder Juwelen, die man manchmal sehen kann, wenn man das Gift dieser bestimmten Kröte (oder sein synthetisches Äquivalent) eingenommen hat:

> Süß ist die Frucht der Widerwärtigkeit,
> Die gleich der Kröte, hässlich und voll Gift,
> Ein köstliches Juwel im Haupte trägt.
> Dies unser Leben, vom Getümmel frei,
> Gibt Bäumen Zungen, findet Schrift im Bach,
> In Steinen Lehre, Gutes überall.

Effektive und dissoziative Dosierungen

Im Vergleich zu DMT, dessen Gebrauch sowohl in der wissenschaftlichen Forschung (besonders durch die Arbeiten von Rick Strassman) als auch in der Untergrund-Internetliteratur ausführlich untersucht und dokumentiert wurde, gibt es zur Dosierung von 5-MeO-DMT nur dürftige Informationen. Wie ich am Anfang dieses Essays ausführte, gibt es möglicherweise einen speziellen historischen Grund für den Mangel an Forschungen zu dieser Substanz.

Bei pharmakologischen Forschungen an Tieren ist es üblich, die minimal wirksame Dosis (ED-50) einer bestimmten Substanz zu messen oder zu schätzen – diejenige Dosis, bei der eine Reaktion bei 50 Prozent der Versuchstiere beobachtet werden kann, sowie eine tödliche Dosis (LD-50), die Menge, bei der 50 Prozent der Tiere im Experiment sterben. Die äquivalenten für Menschen toxischen Mengen dieser Droge werden dann im Verhältnis zum Körpergewicht durch Extrapolation geschätzt. Bei den psychoaktiven Substanzen liegt die Gefahr exzessiver Dosierungen nicht im physiologischem Kollaps oder Tod (solange die verwendeten Drogen frei von Verunreinigung sind), sondern in der psychischen *Dissoziation*: Man ist sich einerseits der eigenen Körperhaltungen und Gesten, Laute und verbalen Äußerungen nicht bewusst, andererseits ist man mehr oder weniger vollständig von der Wahrnehmung der eigenen Umgebung abgekoppelt.

In meinem Buch *Raum des Geistes – Strom der Zeit (2012)* habe ich darauf hingewiesen, dass dissoziative und verengte Zustände mit Psychedelika auftreten können, wenn die Dosis für das Individuum zu hoch ist, so dass die verstärkten Empfindungen und Wahrnehmungen nicht integriert werden können, obwohl psychedelische Zustände typischerweise durch eine enorme Zunahme mentaler und visueller Vorstellungen gekennzeichnet sind, d.h. durch Bewusstseinserweiterungen. „Es ist wichtig zu verstehen, dass sich dissoziative Zustände, die mit einer tiefgreifenden Loslösung von der Raum-Zeit-Realität verbunden sind, stark vom klassischen, psychoseähnlichen 'Bad Trip' unterscheiden, der durch Verwirrung, Verängstigung, seltsame Empfindungen und verzerrte Wahrnehmungen gekennzeichnet ist.“ (Metzner, R., op.cit., S. 114).

Dissoziativ sind Erfahrungen, die nicht erinnert oder beschrieben werden können – man merkt vielleicht nachher lediglich, dass einige Zeit verstrichen ist und dass man sich an nichts erinnern kann. Solche dissoziierten Erfahrungen (oder Episoden innerhalb einer Erfahrung) sind nicht unbedingt von Angstgefühlen begleitet und werden möglicherweise nicht als „Bad Trips" beschrieben. Es kann sein, dass gar keine Gefühle vorhanden sind, oder die Person berichtet, dass sie sich ruhig oder sogar angenehm fühlt. Andere Beobachter beschreiben möglicherweise seltsame Verbalisierungen oder Laute, sowie ungewöhnliche Körperhaltungen oder Bewegungen, an die sich die Person überhaupt nicht erinnert. Körperliche und stimmliche dissoziative Reaktionen dieser Art können für andere alarmierend sein, obwohl die Betreffenden selbst in diesem Moment oder danach weder Unbehagen noch Bedrängnis schildern.

Hier nun einige Beispiele für dissoziative Erfahrungen, entnommen aus den Berichten über 5-MeO-DMT-Versuche in Shulgins *TIHKAL – The Continuation.*

> Ich war weder in meinem Körper noch in der Zeit anwesend … mein Bewusstsein war vollständig ohne Bezugsrahmen … eine Unfähigkeit zum Urteilen in jeder Hinsicht, mit jeder Methode des Geistes (mit 15 mg, geraucht).

> Es gab keine Distanz, keine Möglichkeit, die Erfahrung zu untersuchen … ich habe nur sehr wenig Erinnerung an den Zustand selbst, keine Erinnerung daran, ob meine Augen offen oder geschlossen waren (mit 25 mg, geraucht)

> Unmittelbar danach (nach 30 mg, geraucht) fand ich mich zusammengekauert, in embryonaler Haltung, mit geschlossenen Augen auf meinem Bett, und in meinem Kopf schrie es: „Scheiße! Du hast dich selbst umgebracht." Ich wiederholte dies ein paarmal, in höchster Todesangst. Ich konnte nichts mehr sehen … Ich konzentrierte mich auf die Atmung, und das half mir zu überleben (mental).

> Als Nächstes erinnere ich mich daran, dass ich eine CD in die Stereoanlage einlegte – zu meiner Überraschung waren 40 Minuten vergangen, die in

meiner Erinnerung bloß einige Sekunden dauerten (SHULGIN, A. & A., 1997, S. 533–534).

Die Shulgins bezeichnen in ihrem Kompendium über psychoaktive Tryptamine 6–20 Milligramm als den „allgemeinen Dosisbereich" für eine 5-MeO-DMT-Einnahme durch Rauchen oder Verdampfen. Im Vergleich dazu wird die allgemein wirksame Dosis beim Rauchen von DMT mit 60–100 Milligramm angegeben. Ähnliche Dosierungen werden auch in *Psychedelische Chemie* von Daniel Trachsel (2000) angegeben. Dies bedeutet, dass 5-MeO-DMT 8- bis 10-mal potenter ist als das einfachere Molekül DMT, obwohl beide die gleiche Intensität und Tiefe der Erfahrung erreichen können, d.h. vergleichbar wirksam sind[1]. Sie stellen keine Daten über die Einnahme über das Schnupfen des gereinigten synthetischen Pulvers zur Verfügung.

Zur Beurteilung und zur Kommunikation bei der Forschung am Menschen mit diesen und anderen psychoaktiven Substanzen schlage ich vor, dass die zentralen Dosierungsangaben Folgende sein sollten:

ED-50: die Schwellendosis, bei der psychoaktive Effekte bei circa der Hälfte der Probanden beobachtet werden, oder bei der Hälfte aller Versuche; und

DD-50: die Dosis, bei der etwa bei der Hälfte aller Versuchspersonen oder bei der Hälfte der Erfahrungen bis zu einem gewissen Grad Dissoziationen auftreten.

Aus den veröffentlichten Daten in Shulgins TIHKAL und im Internet sowie aus meinen eigenen Beobachtungen in den Forschungskreisen des Untergrunds schätze ich, dass die ED-50 von gerauchtem oder inhaliertem 5-MeO-DMT bei 5 Milligramm liegt und die DD-50 bei 15 Milligramm. Die vergleichbaren Zahlen für DMT (aus Shulgins und meinen eigenen Beobachtungen) liegen bei 50–60 Milligramm für die ED-50 und bei 100–150 Milligramm für den DD-50-Wert.

---

[1] In der Pharmakologie bedeutet die Wirkungsstärke einer Droge die Intensität der beobachteten Reaktion, während die Potenz im umgekehrten Verhältnis zur Menge steht, die man benötigt, um eine bestimmte Wirkung zu produzieren. Zum Beispiel sind LSD und Meskalin ähnlich wirkungsvoll, das heißt, sie können eine vergleichbar intensive Erfahrung hervorrufen; aber LSD ist tausendmal potenter – 100 Mikrogramm LSD in Pulverform entsprechen in Wirkungsstärke 100 Milligramm Meskalin.

Diese Zahlen korrespondieren mit den Schätzungen für die Dosierung des Giftes von *Bufo alvarius* (in dem oben zitierten Artikel von Wade Davis und Andrew Weil) und zeigen somit, dass 5-MeO-DMT ungefähr 10-mal potenter ist als das einfachere Molekül DMT. Dies bestätigt die allgemeine Beobachtung, dass es drei oder vier Züge braucht, um DMT bis zu einem wirksamen Dosisspiegel einzunehmen, während die effektive Dosis bei 5-MeO-DMT in einem Atemzug inhaliert werden kann. Diese Dosis-Bandbreiten sind ebenso durch die oben aus TIHKAL zitierten dissoziativen Reaktionen bestätigt, die unter 5-MeO-DMT bei Dosierungen von 15 mg oder höher auftraten.

Individuelle Faktoren, welche die Intensität der Erfahrung beeinflussen

Außer den wirksamen und den dissoziativen Dosierungen gibt es drei zusätzliche Faktoren, die die individuelle Reaktion sowohl auf diese als auch auf andere psychoaktive Substanzen beeinflussen können: Körpergewicht, angeborene Sensitivität und frühere Erfahrungen oder Lernprozesse.

Körpergewicht. In der medizinischen Pharmakologie werden die Dosierungen üblicherweise in Milligramm pro Kilo Körpergewicht angegeben. Die wirksame und die dissoziative Dosis für eine leichtere Person werden niedriger ausfallen als die für eine schwerere Person.

Angeborene Sensitivität. Es gibt angeborene Unterschiede in der Sensitivität des Nervensystems, die mit den gegenwärtig bekannten medizinischen oder psychologischen Instrumentarien nicht leicht wahrgenommen oder gemessen werden können. Am oberen Ende des Sensitivitäts-Spektrums befinden sich Personen, die auch als hellsehend oder hellfühlend bezeichnet werden und die stärker und lebhafter als der Durchschnitt auf jeden Stimulus reagieren, ob dieser nun von außen oder von innen kommt. Viele Künstler und sogenannte Intuitive fallen in diese Kategorie. Die Intensität ihrer Empfindungen und Gefühle auf einen gegebenen Reiz ist stärker als im Durchschnitt. Daher werden bei ihnen die wirksame und die dissoziative Dosis üblicherweise niedriger sein als beim Durchschnitt.

Dieser Faktor der angeborenen individuellen Unterschiede in der Sensitivität der Reaktion wird in der Drogensubkultur gemäß meinen Beobachtungen nicht von allen verstanden. Eine bestimmte Dosis kann Effekte auslösen, die sich in ihrer Intensität bei verschiedenen Individuen unterschiedlich auswirken – auch wenn die anderen Faktoren von Set und Setting konstant gehalten werden. Ich glaube, dass solche nicht erkannten individuellen Unterschiede in der Sensitivität der Reaktion ein zusätzlicher Faktor sind, der zu unangenehmen und nutzlosen dissoziativen Erfahrungen führen kann, wenn man einzig auf die spezifischen eingenommenen Substanzen fokussiert ist.

Erfahrungslernen. In den Gruppen, die ich beobachtet habe, schienen die Teilnehmer durch Erfahrung zu lernen, wie ihre eigene Sensitivität beschaffen war, und passten ihre Einnahme dementsprechend an. Erfahrene Erforscher innerer Räume und diejenigen, die dem *Set* und *Setting* ihrer Erfahrungen umsichtige Aufmerksamkeit schenken, werden wahrscheinlich weniger dissoziative Elemente in ihrer Erfahrung haben als unerfahrene und schlecht vorbereitete „Reisende". Die Reichweite zwischen *ED-50 und DD-50* kann man als diejenige Ebene betrachten, auf welcher der durchschnittlich intelligente, gut informierte Sucher/Beobachter erwarten kann, philosophisch bedeutungsvolle und/oder psychologisch nützliche Erfahrungen zu machen.

Wirkungsdauer bei der Inhalation von DMT und 5-MeO-DMT

Ein wichtiger praktischer Unterschied zwischen den beiden Substanzen (DMT und 5-MeO-DMT) liegt in der Dauer der Wirkung. Bei beiden Substanzen beginnt die Wirkung praktisch unmittelbar, wenn sie geraucht oder verdampft eingeatmet werden, weil der Rauch oder Dampf durch die Mund- und Rachenschleimhäute sowie von den Lungen aufgenommen wird. DMT wird sehr schnell metabolisiert, und die Wirkung ist innerhalb von ungefähr 3–5 Minuten mit einem deutlichen, schnellen Abfall der Konzentrationen im zerebralen Kreislauf beendet. Die Wirkung von 5-MeO-DMT beginnt ebenfalls fast unmittelbar nach der Inhalation, es wird aber anscheinend langsamer metabolisiert, denn die Wirkung bleibt für etwa 15–20 Minuten erhalten, also dreimal länger als beim DMT. Damit bietet das Rauchen oder die Verdampfer-Inhalation von 5-MeO-DMT einen längeren Zeitraum für schamanische oder therapeutische Übungen und Anwendungen.

Die niedrigere effektive Dosis und die längere Wirkungsdauer von 5-MeO-DMT im Vergleich zu DMT sind ein spezifischer Vorteil in Hinblick auf die etwas komplizierte Prozedur, die für die Inhalation erforderlich ist. Während eine Person beim Rauchen von DMT vielleicht drei bis vier volle Atemzüge benötigt, um auf einen effektiven Intensitätsgrad zu kommen, kann eine effektive Dosis von 5-MeO-DMT normalerweise in einem Zug eingeatmet werden. Dies ist exemplarisch dargestellt in dem unten zitierten Bericht von Stanislav Grof, in dem er beschreibt, dass er nach einem Atemzug aus der Pfeife, die andere ihm dann aus der Hand nahmen, bewegungslos wie ein Stein, in einem Zustand der Versenkung dasaß.

Dass diese Tryptamine aufgrund ihrer schnellen Metabolisierung eine extrem kurze Wirkungsdauer aufweisen, stellt auch einen pharmakologischen Sicherheitsaspekt dar. In 99 Prozent der Fälle findet innerhalb von 5–15 Minuten eine Rückkehr zum normalen, körperzentrierten Ich-Bewusstsein statt, unabhängig davon, ob die Erfahrung ekstatisch oder traumatisch ist – insbesondere, wenn die Sitzung in einem geschützten und familiären Setting durchgeführt wird.

Dies trifft nicht zu bei Drogen wie LSD, Psilocybin oder Ayahuasca, bei denen, wie allgemein bekannt, schmerzhafte und verwirrende „Bad Trips" mit manchmal paranoiden Szenarien über Stunden oder sogar (selten) Tage andauern können. Die kurze Dauer der neurologischen Intoxikation zeigte sich beispielhaft an den weiter oben im Text beschriebenen Erfahrungen mit dem Hund, der innerhalb von 30 Minuten zu seinem üblichen glücklichen Hundeverhalten zurückkehrte, obwohl er versehentlich eine starke Dosis 5-MeO-DMT mit dem Krötenschleim zu sich genommen hatte.

In einem späteren Teil dieses Buches (siehe S. 73 unten) beschreibe ich die Einnahme von 5-MeO-DMT als Schnupfmittel – obwohl weniger bekannt und erprobt, zeigt diese Methode erhebliche Vorteile im Vergleich mit der Einnahme durch Rauchen oder Inhalieren.

Kosmisches Bewusstsein, Transzendenz und Dissoziation

Der Unterschied zwischen Dissoziation und Transzendenz ist nicht immer leicht zu erkennen, nicht einmal für Personen mit Erfahrungshintergrund in östlichen oder westlichen spirituellen Lehren. Im Verlauf des Harvard-Projektes in den frühen Sechzigerjahren experimentierten wir mit DMT in Form von intramuskulären Injektionen. Während die meisten von uns diese Erfahrung als mehr oder weniger außerkörperlich, chaotisch und dissoziativ empfanden, nahm einer unserer Besucher, ein im Kundalini-Yoga erfahrener Inder, nach der Injektion eine sitzende Yogahaltung ein, schloss seine Augen und saß 40 Minuten lang bewegungslos und still in tiefer meditativer Versenkung da; dann dankte er uns und verabschiedete sich.

Jemand mit wenig oder ohne Vorerfahrung mit meditativen Zuständen oder Übungen würde möglicherweise einfach völlig unbewusst werden, das heißt dissoziieren, während jene mit mehr Erfahrung sich möglicherweise in transzendenten, außerkörperlichen oder vertieften Trancezuständen wiederfinden, die anschließend nur teilweise erinnert und beschrieben werden können. Körperbewegungen, Töne und verbale Äußerungen, die von Anderen beobachtet werden, an die sich die Person selbst jedoch nicht erinnern kann, weisen auf dissoziierende Trennung hin, unabhängig davon, wie angenehm die subjektive Erfahrung war. Die Fähigkeit, die Sinnhaftigkeit der Erfahrung zu erfassen, ist sicherlich abhängig davon, ob jemand frühere Erfahrungen mit transzendentem Bewusstsein erlebt hat und inwieweit er mit der Literatur über meditative Praktiken vertraut ist.

Stanislav Grof, ein sehr erfahrener Erforscher psychedelischer Realitäten, berichtet in seinem autobiographischen Buch *When the Impossible Happens* (Grof, S., 2006) von einer Erfahrung mit 5-MeO-DMT. Er rauchte, wie er später schätzte, circa 25 Milligramm, das heißt, eine innerhalb des Dosisspektrums hohe Dosis, in Unkenntnis der extremen Potenz dieser Substanz. Er beschreibt die dissoziativen Aspekte der Erfahrung wie folgt:

> Ich verlor jeden Kontakt mit der mich umgebenden Welt, die vollständig verschwand … Das Bewusstsein meiner alltäglichen Existenz, mein Name,

> mein Aufenthaltsort und mein Leben verschwanden … Ich versuchte vehement, mich an die Existenz der Wirklichkeiten, die ich gekannt hatte, zu erinnern, aber sie ergaben plötzlich keinen Sinn… Es gab keine biographischen oder transpersonalen Inhalte, Bilder, Archetypen … keine dieser Dimensionen schien zu existieren, die Manifestationen nahmen ihren Lauf. Ich hatte keine Konzepte, keine Kategorien für das, was ich erlebte.

Wenig später begann er die Erfahrung in Begriffen von Nachtod-Unterweisungen aus dem tibetischen Buddhismus zu beschreiben, die er ausgiebig studiert hatte – überzeugt davon, dass sein physischer Körper tatsächlich gestorben war.

> Meine einzige Wirklichkeit war eine strahlende, wirbelnde Energiemasse gigantischen Ausmaßes, die jedwede Existenz in einer kondensierten und vollständig abstrakten Form zu enthalten schien. Ich wurde Bewusstsein, das dem Absoluten begegnete. Es besaß die Helligkeit von Myriaden Sonnen, und doch war es nicht im selben Kontinuum wie irgendein Licht, das ich aus dem Alltag kannte. Es schien reines Bewusstsein zu sein, Intelligenz, und kreative Energie, die alle Polaritäten transzendierte. Es war unendlich und endlich, göttlich und dämonisch, erschreckend und ekstatisch, kreativ und destruktiv … Meine gewöhnliche Identität war zerbrochen und aufgelöst; ich wurde eins mit der Quelle. Rückblickend glaube ich, dass ich das *Dharmakaya* erfahren habe, das ursprüngliche Klare Licht, das gemäß dem *Tibetischen Totenbuch* im Moment unseres Todes erscheint.
>
> ... Eine zeitlose Zeit später begannen traumähnliche Bilder zu erscheinen, das Sonnensystem, die Erde ... das Letzte, was erschien, war die Wahrnehmung meiner alltäglichen Identität und das Bewusstsein von meinem gegenwärtigen Leben. Ich war sicher, dass ich eine exzessiv hohe Dosis genommen hatte und dass ich gerade am Sterben war ... Ich glaubte, dass ich das Bardo erlebte, den Zwischenzustand vor meiner Wiedergeburt in die nächste Inkarnation. Dann sah und erlebte ich viele Szenen aus meinen vorherigen Leben, spielte karmische Geschichten in meinem Körper durch, war aber gleichzeitig in einem Zustand tiefster Glückseligkeit, vollständig losgelöst von diesen Dramen (Grof, S., op. cit., pp. 251–257).

Auch meine eigenen Erfahrungen mit 5-MeO-DMT begannen mit dem Rauchen einer unbestimmten (obwohl eindeutig hohen) Menge, die ein Kollege ins Esalen-Institut mitgebracht hatte, wo ich gerade zu Besuch war. Ich war umgeben von einfühlsamen Freunden und fühlte mich vollkommen sicher und geschützt – dennoch war ich völlig unvorbereitet auf das, was folgte.

> Eine erschütternde Vernichtung, ein Gefühl, mich innerhalb einer Explosion zu befinden und in zahllose kleine Einzelteile zu zerfallen. Ich fühlte mich, als würde mein Inneres nach außen gekehrt, als ob meine Eingeweide durch meinen Mund hinausgepresst würden. Mein Körper schien offenbar auf dem Boden zu rollen (wie ich später realisierte), zusammengerollt zu einem Ball wie die Ouroboros-Schlange. Alle Unterscheidungen zwischen Innerem und Äußerem, Selbst und Anderem, Oben und Unten waren ausgelöscht. Tierische Laute schienen aus meinem Mund zu kommen. Da waren keine Gefühle der Angst, tatsächlich überhaupt keine Gefühle, mit Ausnahme einer Art unpersönlicher Ekstase. Kein Körpergefühl, kein Empfinden des Selbst, kein „Ich"– nur eine funkelnde Empfindung von ehrfurchtgebietender Schönheit (RM).

Es gab einen vollständigen dissoziativen Verlust der bewussten Wahrnehmung meiner Umgebung. Anscheinend war diese Trennung jedoch eine Funktion meiner geschlossenen Augen, denn zu einem bestimmten Zeitpunkt öffnete ich meine Augen einen Moment lang für eine Art unmittelbaren „Realitätscheck" und konnte sehen, dass ich von meinen Freunden davor beschützt worden war, gegen Dinge zu stoßen oder in die Feuerstelle zu rollen. Unmittelbar nachdem ich meine Augen wieder geschlossen hatte, war ich wieder eingetaucht in den wirbelnden, brodelnden Mahlstrom synästhetischer Empfindungen.

Während Grof seine Erfahrung in Bezug auf die Kosmologie des tibetischen Buddhismus interpretierte, versuchte ich den Sinn meiner Erfahrung (anschließend) unter Verwendung der Sprache der Vedanta und des Tantra Yoga zu erfassen.

> Da war ein Gefühl, im Kern der Psyche zu sein, ein Bewusstsein von „All und Allem" und gleichzeitig „Dies ist DAS". Die Vedantisten sagen, auf der

höchsten Ebene des Bewusstseins gibt es nur Sein *(sat)*, Bewusstsein *(chit)* und glückselige Freude *(ananda)*. In meiner Erfahrung gab es kein Selbst, keinen Körper, keine Zeit oder Raum, aber da war Sein. Da war auch Bewusstsein: Ich konnte mich anschließend an alles erinnern. Auch wenn „Ich" nicht da war, gab es ein Beobachten und ein Erfassen. Und sicherlich gab es Glückseligkeit, Freude, unvorstellbare Ekstase. Ich hatte das Empfinden, mich an einem exakt ausgewogenen Rand zwischen einer internalisierenden und einer externalisierenden Bewegung zu befinden. Ich konnte loslassen, tief hineinsinken, fallen und mich einem überwältigenden inneren Raumgefühl öffnen, oder ich konnte die Energie herauskommen lassen und sie mit Körperbewegung und Stimme ausdrücken (RM).

Ich finde mich auf meinen Knien wieder, mein Körper wird bewegt in unglaublich sanften, fließenden, tanzenden Bewegungen, nicht durch mich, sondern durch eine spirituelle Präsenz in mir, die sich völlig anders, unbekannt, Nicht-Ich anfühlt. Dennoch empfinde ich keine Angst oder Widerstand, nur Verzückung, während ich bereitwillig meine Form zur Nutzung an etwas übergebe, das eine Gottheit zu sein scheint. Ich fühle, wie meine Arme sich bewegen, und doch bewege ich sie nicht. Die Präsenz fühlt sich mal männlich, mal weiblich, dann wieder androgyn, dann schlangenartig an. *Shiva, Shakti, Kundalini.* Die Bewusstheit, die diesem Shakti-Wesen entströmt, ist allumfassend und umschließt alles, meinen Körper und die Umgebung. Ich erinnere mich, dass ich erlebte, wie es sich anfühlte, der Fußboden zu sein, auf dem mein Körper ausruhte, das Land, auf dem das Haus stand, der Planet Erde, auf dem das Land ist, der Kosmos, in dem die Erde ist ... (RM).

In den nächsten paar Jahren, während der Achtzigerjahre, machte ich selbst eine Reihe persönlicher Erfahrungen, üblicherweise in kleinen Erkundungsgruppen mit zwei oder drei Freunden, in denen wir 5-MeO-DMT allein oder in Kombination mit DMT (im Mengenverhältnis 1:5) meist mit einem Verdampfer einnahmen. Wir hatten die kombinierten Mittel die *Mayan Twins* getauft, weil das plötzliche Einsetzen der Wirkungen der Medizin, wenn sie inhaliert wurde, uns an die gestaltwandelnden, schamanischen Trickster in den Geschichten von den Heldenzwillingen im uralten mexikanischen *Popol Vuh* erinnerte. In diesen Geschichten sind die Heldenzwillinge in der Lage, die furchterregenden Fürsten der Unterwelt zu besiegen, indem sie sich wiederholt zerstückeln und töten lassen und sich dann in ihre lebende menschliche Form zurückverwandeln.

Durch diese frühen Erfahrungen realisierten wir sehr bald, dass es wegen der Auflösung der Körpergrenzen äußerst wichtig war, einen vereinbarten rituellen Rahmen zu haben, mit klarem Abstand zwischen Reisendem und nüchternem Sitter – oder in einer Gruppe, mit klar abgegrenztem Raum zwischen den Teilnehmern. Ich erinnere mich, dass ich bei einem frühen Versuch, bei dem ich als Sitter nah bei einem engen Freund lag, durch den Verdauungstrakt meines Freundes reiste, da ich den Fokus meines Bewusstseins versehentlich auf die Organebene verlegt hatte, ohne Rücksicht auf die Körpergrenzen.

In einer anderen Erfahrung in einer kleinen Gruppe hatten mein Freund RD und ich vereinbart, simultan zu reisen und den Rauch von einem Verdampfer gemeinsam zu teilen, während eine Gruppe aus drei anderen als Sitter/Beobachter fungierte.

> Da ist ein wirbelndes, sich ineinander verwebendes Gitternetz aus Lichtmustern überall und rundherum. Ich kann hören, wie jemand Würge- und Erstickungsgeräusche macht. RD erlebte das Erbrechen des Leidens der Welt, aber er litt nicht selbst, wie er uns später erzählte. Zuerst konnte ich nichts tun – da war kein „Ich" und auch sonst niemand. Dann wurde ich gewahr, dass ich in Richtung des Geräusches bewegt wurde, um meine Hand auszustrecken, zu berühren, zu helfen, zu erleichtern. „Ich" entschied mich nicht, dies zu tun, es passierte einfach, wie ein amöbenartiges Hinüberquellen zum Ursprung der scheinbaren Notsignale. Meine Stimme schien besänftigende Geräusche zu machen, während meine Hände berührende, streichelnde Gesten machten. Daraufhin entstand Bewusstsein von dem anderen Individuum, von diesem bestimmten Mann, RD. Erst im Anschluss an dieses Bewusstsein kam die Erkenntnis, dass „Ich" diese Gesten machte, diese Bewegungen. (RM)

Es schien (und scheint mir immer noch) signifikant zu sein, dass *der Andere vor dem Selbst wahrgenommen wurde.* Der menschliche Kontakt begann mit einer Antwort auf das empfundene Bedürfnis eines anderen Wesens. Zuerst gab es „Du" dann Beziehung zwischen „Du" und „Ich", dann „Ich". Die Objekt-Bildung kam vor der Objekt-Beziehung. Diese Erfahrung bestätigt, so glaube ich, die Reihenfolge des Lernens in der kindlichen Entwicklung: Das Kind nimmt den Anderen wahr, bevor es sich selbst wahrnimmt, es lernt, „Mama" zu sagen, bevor es lernt, seinen eigenen Namen oder „Ich" zu sagen.

Nachdem wir in den 1980er-Jahren mit der *Mayan-Twins*-Kombination in Einzel- und Kleingruppen-Erfahrungen experimentiert hatten, gelangten meine Kollegen und ich allmählich zu der Erkenntnis, dass es keinen besonderen Vorteil hatte, DMT zusammen mit 5-MeO-DMT im Verdampfer zu nehmen. Es führte nur zu einem intensiveren plötzlichen Beginn, mit lebhaften dreidimensionalen, sich kaleidoskopartig bewegenden Mustern, die das gesamte Gesichtsfeld ausfüllten oder sogar das gesamte Sein verschlangen. Diese kaleidoskopartigen Muster schienen keine besondere Bedeutung zu haben – es war lediglich eine Art abstraktes Gitter, manchmal begleitet von Bildern eigenartiger, liebloser, nicht-menschlicher Wesenheiten, die Timothy Leary in *The Psychedelic Experience* als „den Netzhaut-Zirkus" bezeichnete oder Terence McKenna in seinen Schriften als „selbst-transformierende Maschinen-Elfen" schilderte.

Wenn Bilder und Gedankenformen in Bezug auf die gegenwärtige menschliche Existenz einer Person auftauchten, tendierten sie dazu, zu einem späteren Zeitpunkt der Sitzung zu erscheinen – aber nur dann, wenn das Individuum besondere Forschungs- oder Heilungsabsichten hatte. Ich erinnere mich, dass ich nach dem Inhalieren der Kombination ein oder zwei Mal ausgeprägt das Gefühl oder den Eindruck hatte, auf das Nachlassen des „Netzhaut-Zirkus" zu warten, als ob er eine Art Film vor meinen Augen wäre, und als er nachließ, öffnete sich eine tiefere Dimension bedeutsamer Szenen mit Personen, Geistern und Landschaften. Aus diesen Gründen, die sich auf den Inhalt der Erfahrung beziehen, und aus dem praktischen Grund, dass die Einnahme einfacher zu handhaben ist, wurden die nachfolgenden Erfahrungen überwiegend mit 5-MeO-DMT gemacht, das durch einen Verdampfer inhaliert wurde. Kontext und Einstellung waren immer meditativ und fokussierten grundsätzlich auf spirituelles Verständnis und Heilung. Viele meiner Erfahrungen schienen kosmologische Visionen und reinkarnatorische Erinnerungen ebenso wie persönliche Heilungsprozesse einzuschließen, wobei zunächst, im höchsten-tiefsten Teil, der kosmische Aspekt dominierte, und der inkarnatorisch-persönliche später, wenn die Intensität nachließ.

> Vielfarbige Linien aus Licht formten eine Art Kuppel, der von einem facettenreichen, geometrischen Netzwerk aus Juwelen bedeckt war; die ganze Kuppel drehte sich leise. Die edelsteinbesetzte Kuppel schien eine Art Linse zu werden, durch die ich hinüber in andere Welten sehen konnte, wo die Lichtpunkte Sterne und Galaxien waren. Zuerst waren da kleine, schimmernde Funken aus Licht vor einer samtartigen Schwärze. Sie verschmolzen und wurden zu einem farbig glänzenden, webenden, fließenden Teppich aus geometrischen Formen, der sich in alle Richtungen unendlich ausdehnte. Dann löste dieses kaleidoskopartige Muster-Feld meinen Körper in sich auf, so dass ich ihn nicht mehr sah – ich war ein Teil davon geworden. (RM)

Ein häufiges Motiv in meinen Erfahrungen war das Bewusstsein, zuerst einen funkelnden Teppich oder ein Gitterwerk aus vielfarbigen Edelsteinen und Juwelen zu sehen und dann darin zu verschmelzen und damit eins zu werden, während es über mich und durch mich rollte, so dass es kein separates Bewusstsein von Körper, von Selbst, von Dingen oder Gefühlen mehr gab. Obwohl keine Empfindung von Selbst da war, schien sich irgendwann eine Art wahrnehmender Fokus zu bilden.

Ich nannte diesen gitternetzähnlichen Teppich die „Matrix aller Möglichkeiten“. Als ich über solche Erfahrungen im normalen Wachzustand nachdachte, vermutete ich, dass diese Gitternetz-Matrix vielleicht eine Wahrnehmung der Molekülebene der Wirklichkeit sei, wo alles aus Kombinationen und Permutationen von Strukturen und Vernetzungen besteht – keine Dinge, keine Objekte, keine Grenzen zwischen Innen und Außen.

> Das webende, wehende Feld geometrischer Formen und Linien faltet sich und fällt auf mich hinab, oder ich falle hinein. Ich sehe kleine sphärische

> Kugeln aus weißem Licht, wie Perlen, die schimmern, feucht glänzen und perfekt angeordnet und untereinander in dreidimensionalen komplexen Netzen verbunden sind, an Buckminster Fullers Dymaxion-Strukturen erinnern, sich aber ständig verändern, indem sie sich auseinander- und wieder zusammenfalten. Diese Netze bilden meinen Körper, häufen sich in bestimmten Gebieten an und bilden Organe wie meine Augen.
>
> Sie bilden auch alle anderen Körper und Formen um mich herum. Jedes Individuum ist eine Art Anhäufung in diesem unendlichen, sich ständig verändernden molekularen Netz. Jeder Gedanke, jedes Gefühl oder Erfahrung ist ebenfalls eine lokale Anhäufung in dieser holografischen Matrix aller Möglichkeiten. Eine Sonne aus purem weißem Licht strahlt aus dem Zentrum dieses wirbelnden, perlenbesetzten kristallinen Netzes. Die Helligkeit ist mir zu intensiv, um den Fokus der Aufmerksamkeit aufrechterhalten zu können, so dass ich langsam das Bewusstsein davon verliere und aus dieser unendlichen Einheit heraus in meine Körperform zurückkehre. (RM)

Für einige lösen sich diese geometrischen Gitterstrukturen möglicherweise in ursprüngliches Licht oder formloses Nichts auf. Oder die Erfahrung kann nach der Inhalation der Medizin synchron mit der Ausatmung in eine Art glückselige Stille übergehen. Kosmische Strukturen aus Sternen und Planeten können einander durchdringen oder mit Visionen des formlosen Nichts oszillieren. Hier nun einige Beispiele von Berichten, die Teilnehmer unserer Untersuchungen mit dieser Medizin verfassten.

> (Mann) Als ich ausatmete, ging ich hinein. Und fiel noch immer. Der letzte Überrest von Widerstand, ein bloßes Beben der Angst, verebbte. Ich fiel ohne Furcht in ein unglaublich geräumiges, kraftvoll strahlendes, uraltes, aber immer gegenwärtiges Zentrum, zugleich still und sich bewegend, ein Kern, aus dem alle Dinge entstanden, entstehen würden, entstanden waren. Ich hatte losgelassen und war angekommen. Ich war zu Hause. Das, was ich „Ich" nannte, hing suspendiert in einem riesigen, geräumigen und unerschütterlichen Universum. Ich fühlte mich befreit von meiner üblichen Last aus Schmerzen, Spannungen und Ängsten, nicht eingeengt, zutiefst

entspannt, zu Hause im Leben, in einem Zustand, in dem es keinen Kampf gibt, wunderbar, mühelos geheilt.

(Mann) Irgendwie konnte ich meinen Körper in eine liegende Position bringen, obwohl ich ihn kaum wahrnahm. Es schien sich ein tieferes Loslassen einzustellen, indem ich dem Körper erlaubte, ohne Muskelanstrengung auszuruhen. Alles Bewusstsein vom Körper löste sich auf in ein Bewusstsein sanfter, sich ausdehnender Ströme von Glückseligkeit. Selbst das dadurch erzeugte Empfinden von Freude und Staunen löste sich auf, als Identität in gestaltloses Sein überging. Hier, am Rand zwischen Form und Formlosigkeit, hatte ich das Empfinden, an einer Schwelle zu stehen, die ich nie vorher überschritten hatte. Mit der Freude und ebenso mit den Mühen einer Geburt wurde die getrennte Identität aufgegeben, und alles, was blieb, war Grenzenlosigkeit. Die Erleichterung und das Empfinden, dass die uralte, ursprüngliche Suche schließlich zu Ende war, war vollkommen unbeschreiblich. Da schien es ein Oszillieren zwischen reinem undifferenzierten Sein und dem beobachtenden Ego zu geben, denn ich hatte ein Bewusstsein davon, Gestalt anzunehmen, ein Gefühl tiefer Ekstase, Freude, Dankbarkeit und Liebe, und dann wiederum löste ich mich wieder auf, hinein in Das, aus dem diese Gefühle flossen. Ich spürte, dass ich angekommen war, dass ich endlich das gefunden hatte, was sich so anfühlte, als ob ich es schon lange – seit Äonen – gesucht hätte. Ich begriff, dass es selbstverständlich jenseits von Leben und Tod liegt, wo und wer ich bin. Ein Gedanke an meine sterbende Schwägerin tauchte auf, und Erleichterung breitete sich aus, als ich erkannte, dass der Tod ein Trugschluss war. Ein vager Klang verband sich mit dieser Erleichterung, eine Nässe erinnerte mich an körperliche Existenz und ich merkte, dass ich weinte.

(Frau) Ich erfuhr etwas, das ich nur als reines Bewusstsein beschreiben kann, allerdings nicht Selbst-identifiziert. Ein Bewusstsein, das auf der Suche nach mehr reist, unaufhörlich wachsend, unaufhörlich sich ausbreitend und nirgends anhaftend – frei von jeder Begrenzung, Bindung oder Dichte. Es war reines, sich durch Raum bewegendes Bewusstsein, obgleich nicht wie ein dunkler sternklarer Himmel, eher wie die Abstände zwischen Allem mit Allem Verbundenen. Das „Ich“ oder „ich“ war fort. Es war eine Erfahrung, in der es keine Individualität gab, und doch hatte ich ein sehr klares Bewusstsein und volle Existenz. Ich sagte: „Ich brauche Hilfe" – und brachte damit ein Verlangen nach der Aufmerksamkeit anderer zum Ausdruck, die mir helfen sollte, mich in einer so unbekannten Dimension zu fokussieren, zu manövrieren und zu steuern. Mit der Gruppenaufmerksamkeit reisten wir zu den „Überresten" Gottes, wie Carlos Castaneda es nannte, oder den äußersten Grenzen Gottes. Dann reisten wir gemeinsam darüber hinaus, miteinander gestaltend, gemeinsam erkennend und reisend – sondierten hinaus ins absolute „Nichts" jenseits des Universums und dann in die Etwas-Artigkeit von Form, wie die Energie einer Etwas-Artigkeit auf atomarer oder molekularer Ebene. Wir begannen, die Evolution in die Form erneut zu durchleben, durchliefen alle Phasen und Reiche in großer Geschwindigkeit – das elementare, das mineralische, das pflanzliche, das tierische ... jedes mit einem neu erwachten Bewusstsein, Verständnis und neuer Fähigkeit. Eine erhabene Erfahrung von „Hey, schau, was ich tun kann". Jede Evolution fand sich selbst, erfuhr sich in der Möglichkeit der Absicht – insbesondere in der menschlichen Form, und entzückte sich daran, rauschhaft und hysterisch. Ich zerbarst buchstäblich, durch all die Phasen der Evolution hindurch.

(Mann) An diesem Punkt war ich an einem vollkommen leeren Ort, wo das einzige verbliebene Ding das Licht selbst war. Da waren keine Merkmale, nicht einmal ein Eindruck von Energiefluss. Der Ort schien so gefüllt, wie er nur sein konnte, ohne ein einziges Objekt oder eine Struktur zu enthalten. Es kam mir schlicht nicht in den Sinn, mich irgendwo anders hinzubewegen oder auf eine Manifestation zu warten. Der Leiter nannte diesen Raum später das „volle Nichts" – ein Begriff aus dem Mystizismus, der den leeren Raum beschreibt, der alles enthält, eine Art strukturlose Fülle. Grundsätzlich war diese Erfahrung eine Initiation in die strahlende Leere.

(Mann) Diese Medizin schleuderte mich tief in das feurige Firmament, mit augenblicklichem, vollständigen Tod vom Ego, Nicht-Selbst auf der Quantenebene von Bewusstsein-Chaos, Harmonie und Glückseligkeit. Die tiefste, vollständigste Erlösung von den Ketten der Illusion. Dieser große Knall von

Gott-Orgasmus, Schöpfung, überwältigender Glückseligkeit, keine Wahl, nur absolute Hingabe an den Urstrom. Dann floss ich zurück ins Bewusstsein, weiterhin völlig bewusst, während der Körper durchlässig und offen für das Eindringen des Urgrunds des Seins war. Der Körper vollständig offen, um durch jedes Atom des Seins glückselige, nicht-anhaftende Wahrheit vom unendlichen, ewig frischen, feurigen Gegenwärtigen zu assimilieren. Es hinterließ ein Empfinden unbegrenzter Freude und ein unbeschreibliches sensorisches Entzücken.

(Mann) Ich flog in einen strahlenden Feuerball, die Sonne – ging in sie ein und tauchte durch sie hindurch, kam an der anderen Seite heraus, prallte am Mond ab, landete auf allen Vieren auf dem Mond, umgeben von riesigen Weltraumwesen, die mich still beobachteten.

(Frau) Räumliche Strukturen und geometrische Muster entfalten sich. Dann ist da ein Vogel, ein Schwan, leicht und groß, der mit mir über die Erde fliegt, und die Erde ist so wunderschön. Die Erde sieht aus, als ob sie mit Perlen besetzt sei, unglaublich schön, und ich hatte den Gedanken: „Oh mein Gott, wie schön ist das." Ich bin überwältigt von der Schönheit der Erde.

Die kosmologischen Visionen, die man mit dieser Substanz erleben kann, hängen zu einem großen Teil von der zuvor vorhandenen Weltsicht der erfahrenden Person ab. James Oroc widmete in *The Tryptamine Palace* (2009) ein ganzes Buch der Verbindung seiner zutiefst lebensverändernden mystischen Erfahrungen mit dem Rauchen von 5-MeO-DMT, wodurch er von einem „verhärteten Atheisten, der ein geerbtes, zynisches, materialistisch-reduktionistisches Weltbild gehegt hatte" zu jemandem wurde, der „sich der Existenz von Gott unauslöschlich bewusst ist". Er schreibt, dass diese erste Erfahrung „verantwortlich dafür war, mich radikal in ein spirituell inspiriertes und sehr viel hoffnungsvolleres menschliches Wesen zu verwandeln" (Oroc, J. op. cit. S. 3).

Die Erfahrungen, auf die sich Oroc bezieht, schlossen alle Elemente der klassischen mystischen, kosmischen Bewusstseinserfahrung mit ein, die andere ebenfalls im Zusammenhang mit dem Rauchen dieser Substanz beschrieben haben: ein strahlend weißes Licht, das Erkennen von Einheit und Liebe als die organisierende Kraft des Universums, vollständige Auflösung der Ego-Identität, das Einssein mit Gott und eine manchmal abrupte Rückkehr zum normalen Körperbewusstsein. Nach einem Jahr der Selbstversuche, in dem er die Substanz zwei- oder dreimal pro Woche rauchte, machte er unerwarteterweise eine Erfahrung des lebhaften Kontakts und der Kommunikation mit einer geliebten Person, die einige Jahre zuvor gestorben war. Diese Erfahrung weitete seine Weltsicht noch mehr aus, auf vorher ungekannte Überlegungen zum Nachtodleben – und er entschied sich, „eine Weile lang eine Pause mit dem Rauchen des Tryptamins einzulegen … um über die Möglichkeiten zu reflektieren, die diese Erfahrung eröffnet hatte". Er hörte auf, 5-MeO-DMT als eine „Droge" anzusehen, und betrachtete es stattdessen als „eine Art Sakrament" (Oroc, J. op. cit. S. 49).

Stanislav Grof berichtete, wie er eine ganze Serie von Tod- und Wiedergeburts-Visionen vergangener Inkarnationen empfing und wie er in ruhiger, ja sogar ekstatischer Losgelöstheit Zeuge von vergangenen Todeskämpfen wurde. Wie Grof habe auch ich mich beim Betrachten einer Serie vergangener Leben wie im Schnelldurchlauf wiedergefunden, insbesondere der gewaltsamen vergangenen Tode:

> Bilder von Enthauptung, Zerstückelung, Aufschlitzung blitzten in rasend schneller Folge vor mir auf, darunter ein Bild, in dem meine Brust mit einem Schwert durchstoßen wurde – dennoch war mit diesen Bildern keine Angst oder Horror verbunden. Die folgenden Gedanken tauchten auf: „Der Tod kommt zu allen, nun ist es an dir. Das ist es, das Ende. Widerstand ist unmöglich und außerdem sinnlos. Es ist zu spät, die Vernichtung hat bereits stattgefunden." Als ich nach 10 Minuten „Realtime" langsam in meinen Körper zurückkam, fühlte ich mich gebadet in reiner Glückseligkeit und vollständig in Frieden mit mir selbst, mit der Welt und meinem Tod (RM).

Spekulative Diskussion

Ich bin, wie oben erwähnt, zu der Ansicht gekommen, dass das dreidimensionale, geometrische, sich in alle Richtungen ausdehnende Netz, das man zuerst vor den Augen „sieht" und dann als alles durchdringend wahrnimmt, innen und außen, *die molekulare Ebene unserer physischen Realität ist.* Moleküle aus Wasserstoff, Kohlenstoff, Stickstoff und Sauerstoff sowie verschiedene Elemente und Verbindungen „wissen" nicht oder kümmern sich nicht darum, ob sie sich innerhalb oder außerhalb unseres Körpers befinden oder mit irgendeinem Objekt oder einer Form in der äußeren Welt verbunden sind. Auf dieser molekularen Ebene gibt es keine Objekte, Körper oder Begrenzungen – es gibt nur das völlig unpersönliche, sich ständig verändernde Netzwerk oder Gewebe, ein Kristallgitter aus sich vervielfältigenden Mustern. Ein Bild aus dem Mahayana-Buddhismus kommt einem dabei in den Sinn, *Indras Netz von Juwelen* – es symbolisiert ein Universum aus sich unendlich vervielfältigenden wechselseitigen Verbindungen zwischen allen Dingen und Wesen.

Andere Forscher sind zu ähnlichen Schlussfolgerungen gelangt und wiesen darauf hin, dass die Wahrnehmung mikrokosmischer, molekularer (und sub-molekularer) Realitäten der Schlüssel zum Verständnis hochdosierter Tryptaminerfahrungen ist. In seiner kürzlich erschienenen Autobiografie *The Brotherhood of the Screaming Abyss* (2012) beschreibt Dennis McKenna, Ethnopharmakologe und Bruder des abenteuerlustigen Forschers Terence McKenna, einprägsam eine DMT-Raucherfahrung nach einem 15-jährigen Unterbruch seiner psychedelischen Experimente. Bei dieser Erfahrung gab es keine „selbsttransformierenden Elfenwesen" wie in den berühmten Beschreibungen seines Bruders Terence. Vielmehr schien die Erfahrung ein Einblick in die unpersönliche, gegenstandslose, fragmentarische „rasende Neurochemie" unserer eigenen Gehirne zu sein:

> All die Elemente waren da: das gefrorene Gefühl, das aufschäumte und meinen Körper durchdrang wie sprudelnder Quantenschaum, um den fragmentierten Geist zu verschlingen, das Gefühl von Beschleunigung, mein sich auflösendes Selbst, das mich dazu drängte loszulassen, mich hinzugeben, während ich in den visionären Mahlstrom gesogen wurde. ... Die Erfahrung war noch viel nüchterner (als bei den früheren Versuchen, Anm. RM). Die

Realität ist eine Halluzination, die vom Gehirn generiert wird, um unserem Sein einen Sinn zu geben: sie besteht aus Erinnerungsfragmenten, Assoziationen, Ideen, Menschen, an die man sich erinnert, Träumen, die man hatte, und Dingen, die man gelesen und gesehen hat, und das alles irgendwie vermischt und in eine Form gepresst, die eine zusammenhängende, bewusste Erzählung bildet – die Halluzination, die wir „Erfahrung“ nennen. Dimethyltryptamin zieht den Vorhang beiseite, um die Rohdaten zu zeigen, bevor sie verarbeitet und übermittelt werden. Es gibt keine tröstliche Fiktion eines kohärenten Bewusstseins; man ist mit dem geistlosen Hämmern der rasenden Neurochemie konfrontiert (McKenna, D., op.cit. S. 160).

Der Anthropologe Jeremy Narby beschreibt die Arbeitshypothese seiner bahnbrechenden Forschungen zum schamanischen Erkenntnissystem mit dem Ayahuasca-Trank im Amazonasgebiet auf ähnliche Weise: „Schamanen gehen in ihren Visionen auf die molekulare Bewusstseinsebene hinunter und haben dadurch Zugang zu Informationen der DNS, die bei ihnen ‚belebte Wesenheiten' oder ‚Geister' heißen. In diesem Bewusstseinszustand sehen sie Doppelhelices, verschlungene Leitern und Dinge, die die Form von Chromosomen haben.“ (Narby, J., *Die kosmische Schlange,* S. 129).

Wiederholte Beobachtungen von mir und anderen haben aufgezeigt, dass man tatsächlich *zwei Arten von Netzmustern* unterscheiden kann: Das eine ist kristallin-geometrisch und weist von geraden Linien verbundene Knotenpunkte auf; das andere ist organischer und faseriger und hat etliche Verzweigungen, etwa wie mikroskopische Aufnahmen von in Scheiben geschnittenem Nervengewebe. Das mythische Bild der Pueblo-Indianer vom Schöpfungsnetz der *Großmutter Spinne* kann einem dabei ebenfalls in den Sinn kommen.

In der metaphorischen Sprache der Neurophysiologie ausgedrückt, erleben wir vielleicht in solchen Erfahrungen subjektiv die *Grenzschicht zwischen neuronalen Netzen und molekularen Rastern,* wobei wir einmal das eine, einmal das andere „sehen" oder „darin sind". Die Nervenimpulse breiten sich entlang der Axone aus, während Natrium- und Kaliumionen durch die Nervenzellmembran hinein- und hinausgepumpt werden.

Die Übertragung am Synapsenspalt erfolgt durch die Ausschüttung von Neurotransmitter-Molekülen. Es gibt 10 Milliarden Nervenzellen im Gehirn und 100 Millionen fotosensitive Stäbchen und Zapfen in der Netzhaut. Wenn man also das von Juwelen besetzte, funkelnde und glitzernde Raster-Netz „sieht", registriert man die Aktivierung von Millionen von Lichtsensoren in der Netzhaut. Wenn man sich selbst als eingebettet in dem Netz empfindet, ohne Unterscheidung zwischen „Selbst" oder „Anderem", fühlt man sich als Teil des zellulär-molekularen Netzes allen Lebens, das sich unendlich in alle Richtungen ausdehnt.

In einigen der oben geschilderten Erfahrungen schien es ein Bewusstsein, eine subjektive Wahrnehmung noch tieferer Ebenen des Mikrokosmos zu geben – von der atomaren und subatomaren Quantenebene und der ultimativen Leere – ausgedrückt in Formulierungen wie „ursprüngliche Leere", „allgegenwärtiges Zentrum", „formloses Sein", „elementares reines Licht", „Ursprung allen Seins" oder „unermessliche Weite". Im Verlauf einer einzigen 30-minütigen Erfahrung können die Visionen des Reisenden zwischen mikrokosmischen Netzmustern und makrokosmischen Sternenformationen oszillieren, mit persönlicher (dennoch nicht egozentrierter) Wahrnehmung. Anscheinend verkörpert man auf diese Weise die alten hermetischen Maximen *Wie oben, so unten* und *Wie außen, so innen.*

Spirituelle schamanische Heilungserfahrungen in Gruppenritualen

Im Allgemeinen stellten wir fest, dass die nützlichsten und wertvollsten Heilungserfahrungen eher gegen Ende der Reise auftraten, wenn die anfängliche Intensität abnahm und man langsam und allmählich ins gewohnte Körperbewusstsein zurückkehrte, wobei man jedoch die erweiterte Wahrnehmung und das beglückende Mitgefühl in die physische Form mit zurückbrachte. Grof berichtet über solche Heilungen in seinen veröffentlichten Berichten. Hier sind einige meiner eigenen Anfangserfahrungen:

> Etwas wie eine Maske oder eine Blende über meiner rechten Gesichtshälfte scheint sich zu lösen. Ich kann spüren, wie sich die Wangenmuskeln unter der Haut bewegen und die Gesichtsnerven zucken, ein Gefühl von Energie durchströmt meinen Körper, der ausgerichtet und ausbalanciert wird.
>
> Beim Nach-Innen-Gehen Gefühle großen Friedens, eine sanfte Herzatmung, die sich behutsam an Spannungs- oder Schmerzknoten annähert. Von irgendwoher aus einem harten Schmerzklumpen breitet sich ein ruhiges Streulicht aus und durchströmt meinen Körper. Der sanft aufsteigende Lichtschein besteht aus glitzernden Juwelen und Edelsteinen, als ob der Schmerz eine verschlossene Schatztruhe gewesen wäre, die plötzlich entriegelt worden ist.
>
> Mir wird gezeigt, dass die Vibrationen tatsächlich kristallisierte Schmerz- oder Spannungsknoten auflösen können, wenn ich bestimmte Geräusche mache. Die kontinuierliche Wahrnehmung ansteigender und absteigender Glissandos, wie von einer Harfe, jedoch geräuschlos, kinästhetisch, synästhetisch, beruhigend, heilend. (RM)

Ich begann an Heilungszeremonien teilzunehmen, bei denen in kleinen Gruppen mit dem von uns so genannten *Jaguar*-Prozess gearbeitet wurde. Wir übernahmen dies als Decknamen, weil der rasche Wirkungsbeginn des Medizinpulvers beim Rauchen oder Inhalieren an die alten Mythenbilder der Mayas erinnerte, die einen Jaguar mit geöffnetem Maul zeigen, aus dessen Kieferknochen das Gesicht eines menschlichen Schamanen herausschaut. Es folgen einige Berichte von den Sitzungen, die in den 1990er Jahren und danach in den USA und in Europa stattfanden, üblicherweise mit 10–15 Milligramm 5-MeO-DMT, die gewöhnlich mit einem Zug durch einen Verdampfer inhaliert wurden. Wie bereits erwähnt, gingen wir nach und nach dazu über, trotz anfänglicher Experimente mit der Kombination von DMT und 5-MeO-DMT (den *Mayan Twins*), nur noch Letzteres zu verwenden.

Bei der Ritualform, die sich entwickelte, fanden sich jeweils zwei Personen als *Reisende* zusammen, die bei der Einnahme mit dem Dampfgerät aufrecht saßen und sich dann in die Mitte eines Kreises aus beobachtenden *Wächtern* legten, die still meditierten und ein schützendes Kraftfeld aufbauten. Zunächst experimentierten wir auch damit, dass die Wächter ihre Hände heilend auf die Reisenden legten – auf Arme, Schultern, Nacken oder Beine. Nach einer Weile stellten wir fest, dass die Wächter dazu tendierten, ihre Hände entsprechend *ihrer* Wahrnehmung von dem, was notwendig war, aufzulegen. Es war besser, die Reisenden den ekstatischen freien Fall in die Leere des inneren Raums selbst erfahren zu lassen und nur auf ihren Wunsch eine helfende Hand anzubieten. Damit die Reisenden ihre Erfahrung mit der realen Zeit in Verbindung bringen konnten, läuteten wir eine Glocke und/oder wir sagten, dass 5, 10 oder 15 Minuten verstrichen waren. Die Teilnehmer waren normalerweise sehr verblüfft darüber, wie kurz die Zeitspanne war, in der sich subjektiv Äonen offenbart hatten.

Nach 15–20 Minuten konnte ein leichtes Ziehen an Händen und Füßen eine sanftere Rückkehr zu vollem Körperbewusstsein erleichtern. Erst dann, nachdem der Reisende sich aufgesetzt, die Augenbinde abgenommen und die Freunde angeschaut hatte, berichtete er von seinen Erfahrungen, und die Wächter konnten mitteilen, was sie von außen beobachtet hatten. (Dieses Vorgehen, sich hinzusetzen, die Augenbinde abzunehmen und sich gegenseitig anzuschauen, hatte seinen Ursprung in den dissoziativen Gruppenerfahrungen, die weiter unten beschrieben werden, S. 59–60). Viele Reisende gaben während der Reise spontan (nonverbale) Laute von sich, und ihre Hüften oder ihr ganzer Körper bewegten sich in sanften, fließenden Yoga- oder Tai-Chi-artigen Bewegungen. Diese Beobachtung führte schließlich dazu, einige Yoga-Asanas zu machen, sowohl vor der Jaguar-Sitzung als auch in der anschließenden Phase der Rückkehr. Der folgende Bericht enthält eine Erfahrung formloser Leere und erschreckender Auflösung, gefolgt von einer tiefgreifenden heilenden Integration, in der die Reisende eine Gruppe befreundeter Frauen zu erreichen versuchte, die sie dann unterstützten – alles während einer 20-Minuten-Reise.

> (Frau) Beim Einatmen füllte sich der Raum innerhalb von Sekunden mit einem bernsteinfarbenen Schleier, der alles zu bedecken schien. Mein ganzer Körper und mein Geist waren von einem sichtbaren vibrierenden Geräusch erfüllt, das wie Millionen winzig kleiner blinkender Lichtpunkte erschien. Mein Körper und mein Geist wurden von einem intensiven wirbelnden Gefühl ergriffen, und ich nahm einen raschen und vollständigen Kontrollverlust wahr, während ich in einen sehr tiefen, bodenlosen Strudel hinabwirbelte. Ich erlebte einen äußerst sinnlichen Vereinigungszustand mit meinem Partner (der auch reiste). Ich erlebte, wie sich unsere Essenzen miteinander vermengten, so wie sich Wasserfarben vermischen, und empfand dennoch jeden von uns als Individuum – später bestätigte er etwas Ähnliches am gleichen Punkt. Während ich herumwirbelte und die Kontrolle verlor, drückte sich ein tiefer Schmerz in mir aus, in Form eines hohen Jammertons, der aus meiner innersten Tiefe aufschrie. Ich beobachtete und fühlte, was geschah, ohne es beenden zu können oder zu wollen. Mit diesem Ton drehte und wirbelte ich abwärts, ohne zu wissen, ob es wirklich mein Körper war, der das tat, oder ob es eine sehr starke innere Empfindung war.
>
> Als Nächstes erkannte ich, dass ich mich in einem riesigen, dunklen Raum befand, wie ein Nachthimmel, und mich umgab noch immer ein leichtes Wirbeln. Ich wirbelte nicht mehr selbst, sondern der Raum um mich tat es. Mein Geist war in Millionen Teile fragmentiert, die in diesem Raum um mich herum zu treiben schienen. Ich wusste weder, wer ich war noch wo ich war. Als ich das bemerkte, fühlte ich mich verloren und bekam Angst. Obwohl es keinerlei Wegweiser gab, die eine Richtung anzeigten, traf ich spontan eine Art mentale Entscheidung, mich auf etwas zuzubewegen, und begann mich aufgrund dessen in diesem inneren Raum in eine Richtung zu bewegen. Dann hörte ich eine tiefe, liebevolle weibliche Stimme, die langsam sagte: „Gut so.

Du kannst es.“ Es war eine Stimme aus dem Inneren dieses Raumes, die Stimme der Führung. Als ich sie hörte, war ich zutiefst erleichtert – ihre Stimme war so wohltuend und warm, beruhigend und bestimmt. Ich empfand sie als uralt und vertraut. Ich hatte das Gefühl als wüsste ich, was ich jetzt zu tun hätte, und doch war ich überfordert von dieser Aufgabe – ich fühlte, dass mein Geist sich in einem gestörten Zustand befand. Obgleich es sich anfühlte, als sei es das Schwierigste, was ich je hatte tun müssen, wusste ich, dass ich mich innerhalb dieses Raumes in eine bestimmte Richtung bewegen musste.

Es gab keine optischen Anhaltspunkte, nur ein inneres Empfinden, dass ich, einmal losgegangen, in die richtige Richtung lief. Ich war auf dem Weg nach Hause. Ich hörte ein Geräusch im Raum und erinnerte mich, wo ich war und dass ich mit Jaguar reiste. Ich lenkte meine Aufmerksamkeit auf meinen Atem und sammelte mich allmählich. Dann setzte ich mich auf, und als ich jeden Einzelnen im Raum ansah, fühlte ich mich wie Dorothy in *Der Zauberer von Oz*, als sie aus ihrem langen Traum erwachte: Ich erkannte, dass sie alle alte Freunde waren. Ich bat die Frauen, einen Kokon um mich herum zu bilden, und als dies geschah, brach ich in Tränen aus und schluchzte heftig, begleitet von einem tiefen Gefühl der Erleichterung und Rückkehr. Ich empfand eine uralte Verbindung, erfuhr eine Erdung und den inneren Kontakt zu meiner spirituellen Natur.

In den Tagen nach meiner Reise wechselte ich zwischen Angst und Hochstimmung und erlebte ein erstaunliches Spektrum von Bewusstseinsebenen während meiner täglichen Aktivitäten. Ich konnte ohne Mühe unterschiedliche Existenzebenen wahrnehmen und erlebte eine Steigerung meiner empathischen und psychischen Fähigkeiten. Außerdem erlebte ich eine extrem gesteigerte sexuelle Energie und sehr viel stärkere orgasmische Reaktionen in meinem ganzen Körper. In stillen Momenten fühlte ich mich zutiefst entspannt und zentriert.

Im Folgenden berichtet ein Mann, der durch frühere schamanische Reisen eine Beziehung mit Jaguar als Krafttier aufgebaut hatte, dass er sich darin bestärkt fühlt, sich seine eigene Existenzgrundlage zu schaffen:

(Mann) Nachdem ich in den formlosen Raum gelangt war, fühlte ich mich zum Bereich meines Solarplexus hingezogen. Es unterschied sich sehr von anderen Erfahrungen mit heilender Körperarbeit: ich war völlig unidentifiziert mit meinem Körper und doch irgendwie in ihm, mit warmer Intention und Orientierung. Ich atmete ein, und eine Welle der Freiheit durchlief Ebenen des Geistes bis in die physische Form. Diese genussvolle Erfahrung bringt Wellen der Freude hervor und ein lächelndes Gefühl.

Mein Jaguar-Krafttier zeigte sich, als ich darum bat, mich seiner Wildheit in mir selbst zu öffnen, um den Mut aufzubringen, durch die Blockaden der Angst hindurchzugehen. Er erscheint, als ich mich auf eine verengte Stelle im oberen Rücken konzentriere. Er beißt mich dort, wo ich mich vor Angst zusammenziehe und mich selbst am Vorwärtskommen hindere. Seine Energie erfüllt mich, ich werde er, bewege mein Gesicht und meine Arme wie ein Jaguar. Es fühlt sich sehr gut an, sehr stark, ungehemmt. Dann fühle ich den Mut, meinen Job aufzugeben (wovor ich bisher zu viel Angst hatte) und mir selbstständig meinen eigenen Lebensunterhalt zu verdienen.

Im folgenden Bericht schildert eine Frau, wie sie eine andere und gesündere Beziehung zu den epileptischen Krampfanfällen fand, die sie gehabt hatte.

(Frau) Mehr als je zuvor ließ ich los. Ich wurde selbst zu den Klängen und Bewegungen – ohne sie zu kontrollieren. Dies ist der Ort, an dem für mich tiefe, transformierende Heilung stattfindet. Es ist auch der Ort, an dem sich Geistwesen treffen, um anderen bei der Heilung zu helfen. Ich fühlte, wie meine Stimme und meine Bewegungen die Angst, die ich nicht mehr festhalten musste, heilten und klärten. Es ist der Ort, wo meine Krampfanfälle entstehen. Die Anfälle sind keine Krankheit. Sie sind eine Öffnung in andere Räume. Meine Stimme war vielschichtig. Es gab eine weibliche Stimme mit dem Oberton meiner Kinderstimme und einem Unterton meiner Stimme als alte Frau. Ich konnte fühlen, wie die Töne in meinem Körper arbeiteten, ihn öffneten und durchlässig machten. Alles war reiner Klang … nichts wurde zurückgehalten. Ich fand meine volle Stimme … ich wurde geboren, erlebte meine physische Geburt noch einmal … ließ meine Angst los und öffnete mich einer neuen Art, im Moment zu sein. Ich gestattete mir, in den Fluss des Lebens und der Menschheit einzutauchen und mit ihm zu schwimmen, nicht gegen ihn.

Solche Erfahrungen bestärkten uns in der Auffassung vom Wert und der Bedeutung, klare Absichten und Fragen zu haben, sei es im Zusammenhang mit Heilung oder mit der Erforschung des Kosmos – anstatt einfach nur eine Dosis oder eine Droge einzunehmen, „um zu sehen, was sie macht". Sie bestätigten meines Erachtens auch, dass die 5-MeO-DMT-Medizin dem DMT, allein oder in Kombination, vorzuziehen war, da der langsamere Beginn und die längere Wirkung einen bedeutungsvolleren Prozess des Suchens und Empfangens von Antworten auf persönliche Fragen und Angelegenheiten erlaubte.

Selektiv eingesetzter Körperkontakt durch andere kann enorm heilsam sein. In Gruppen ist es aufgrund des extrem beeinflussbaren Bewusstseinszustands äußerst wichtig, dass man vorher eine mögliche Körperberührung während der Erfahrung bespricht und man sich auf eine Art nonverbalen Code einigt: Der Reisende kann zum Beispiel seine Hand ausstrecken als Zeichen, dass der Sitter oder Wächter ihm die Hand halten oder seine Hand auf die Schulter oder den Nacken des Reisenden legen soll, je nachdem, was der Reisende signalisiert. Nach einer Weile sollte der Sitter/Wächter dann seine Hand wieder zurückziehen, damit der Reisende seinen eigenen Raum wieder ganz einnehmen kann.

Da sich die Wahrnehmung der physischen Identität bis hin zum feinenergetischen Feld enorm ausdehnt, kann es sehr leicht geschehen, dass man plötzlich das Gefühl hat, man befände sich buchstäblich und energetisch in einer anderen Person. Das kann zur Verwirrung führen, ob das, was man wahrnimmt, in einem selbst ist oder in der anderen Person. Dies ist einer der Gründe, warum wir zusammenlebenden Paaren in unseren Gruppen davon abraten, während der Reise nebeneinander zu liegen: Ihre Energiefelder haben normalerweise die Tendenz, sich ineinander zu verweben, und es ist besonders aufschlussreich und therapeutisch, zunächst den eigenen inneren Raum zu erleben und sie erst dann nachher wieder miteinander zu verbinden. Das ist der doppelpaarige Prozess, den die alten Alchemisten als die *coniunctio*, abwechselnd mit der *separatio*, bezeichneten.

Das Summen oder Vokalisieren bestimmter Mantras, wie weiter unten beschrieben (S. 61), entweder still für sich oder hörbar, gemeinsam mit dem Sitter/Wächter oder gemeinsam mit der ganzen Gruppe, kann sich wunderbar auf die Ausdehnung des Bewusstseins und auf die Verbindung mit Anderen und mit dem Geist auswirken, sowie auch auf das Wahrnehmen anderer Wesen und unsere Verbindung mit ihnen.

Negative Reaktionen und Vorsichtsmaßnahmen

In einer systematischen Untersuchung der Pharmakologie von Halluzinogenen äußerte sich David Nichols (2004) folgendermaßen:

> Halluzinogene besitzen die Macht, veränderte Bewusstseinszustände zu erzeugen, doch dies geschieht mit Dosierungen, die für das Säugetier-Organsystem unschädlich sind. Es gibt keinen Beweis, dass irgendein Halluzinogen, selbst das potente halbsynthetische LSD, irgendeinem menschlichen Körperorgan Schaden zufügt … Halluzinogene bewirken keine lebensbedrohlichen Veränderungen der Herz-Kreislauf-, der Nieren- oder der Leberfunktion (NICHOLS, D., op. cit., p. 134).

Gemäß den Schlussfolgerungen von Nichols und anderen Rezensenten der medizinischen Forschungsliteratur gibt es, obwohl Halluzinogene nicht direkt durch Überdosierung tödlich sind, eine potenzielle Todesfallgefahr durch Unfälle aufgrund von gestörtem Urteilsvermögen oder Selbstmord durch Dissoziation, begleitet von Selbstüberschätzungen, wie zum Beispiel dass man fliegen könne etc. Die größte Gefahr bei der Einnahme jeglicher psychedelischer Drogen geht auf die Möglichkeit einer psychotischen oder depressiven Episode bei vorbelasteten und unvorbereiteten Individuen zurück. Nichols zieht den Schluss, dass „diese Drogen anscheinend bei ansonsten emotional gesunden Personen keine Krankheit neu erzeugen, bei vorbelasteten Individuen jedoch Probleme ausgelöst werden können" (ebd. p. 135).

Meine eigene Erfahrung bestätigt diese allgemeinen Schlussfolgerungen. Über einen Zeitraum von dreißig Jahren habe ich persönlich Hunderte von Sitzungen (viele, aber nicht alle, mit denselben Personen) mit diesen kurz wirkenden psychoaktiven Tryptaminen beobachtet, und ich habe auch von anderen Therapeuten gehört, die im informellen Untergrundnetzwerk arbeiten. Ich schätze, dass bei etwa 10 Prozent aller Erfahrungen dissoziative, psychotische oder panische Angstreaktionen eintraten. Solche Panikreaktionen dauern höchstens wenige Minuten an und lösen sich auf, sobald die Wirkung der Droge an Intensität verliert und die betroffene Person in der Lage ist, die Realität ihrer Umgebung zu erkennen, sich an ihre Absicht zur Teilnahme an dem Experiment zu erinnern und die Unterstützung der begleitenden Führer und Freunde spürte.

Dennoch können die verwirrenden dissoziativen Erfahrungen bei ihrem Auftreten vorübergehend tiefgreifende Angst und Unbehagen hervorrufen, was zweifellos zu dem etwas angstbesetzten Ruf dieser Droge beigetragen hat. In einem unveröffentlichten Bericht schrieb ich 1990 über meine damals zehnjährigen persönlichen Erfahrungen mit DMT und 5-MeO-DMT (einzeln und kombiniert) und schätzte, dass etwa 10 Prozent der Sitzungen einige negative oder höllenartige Anteile hatten. Es folgt der Abschnitt dieses Berichts, der einen typischen Verlauf solcher „Bad Trips" beschreibt.

> Ich bin in einer Art Höllenwelt gefangen. In der Anfangsphase nehme ich eine Art Lichtnetz wahr, mit dem ich verschmelze, und habe das Gefühl, dass dieses Netz oder dieser Stoff alle Möglichkeiten an Erfahrungen in sich birgt. Jeder einzelne Lichtpunkt repräsentiert eine menschliche Erfahrung, wie das, was die Buddhisten als „Gedanken-Samen" bezeichnen. Einer dieser Punkte könnte „Angst zu sterben" sein. Die Dinge ändern sich so schnell, dass sich aus diesem Angst-Samen normalerweise kein kompletter Panikzustand entwickelt. Wenn ich mich aber darauf fixiere oder mich dem widersetze, bleibe ich stecken, und die Bewegung kommt zum Stillstand. Das glitzernde Netz friert ein und erstarrt: es wird spröde und grell, wie Drähte und Bänder aus Stahl. Es kommt immer näher an mich heran, wie ein riesiges Spinnennetz, enger und enger, wie in Stan Grofs Beschreibung der BPM II. Entsetzen und Todesangst sind damit verbunden, und es kann zu einer kompletten Halluzination eines Höllenreichs anwachsen. (Dazu kann es auch mit Psilocybe-Pilzen und LSD kommen.) Es ist eine voll entwickelte Hölle, mit Dämonen, die mich quälen, es erinnert an Berichte von Konzentrationslagern oder die Folterkammern der Inquisition. Etwas Historisches schwingt dabei mit, als sei ich ein teilnehmender Beobachter der kollektiven Menschheitsgeschichte, da ich weiß, dass dies keine persönlichen Erinnerungen meines Lebens sind. Sich der Möglichkeit solcher Höllenerfahrungen bewusst zu sein und sich durch Zentrierung vorzubereiten, kann die Gefahr, in ihnen steckenzubleiben, eindeutig reduzieren (RM).

Die hohe Potenz des 5-MeO-DMT und der sehr geringe Spielraum zwischen einer effektiven und einer dissoziativen Dosis führten in einigen der frühen Experimente, sogar unter erfahrenen Forschern, zu unerwarteten Risiken. Eine unvorsichtig geschätzte Dosierung, sogar in einem geschützten Rahmen, kann ernsthafte Konsequenzen nach sich ziehen, wie im folgenden Bericht eines im Umgang mit unterschiedlichen Halluzinogenen ziemlich erfahrenen Psychiaters: die dissoziativen Phänomene hielten weiter an oder traten erneut auf, nachdem die eigentliche Reise offenkundig beendet war.

> Niemand kennt die Dosierung. Wir bereiten unseren Platz vor, um uns hinzulegen. Es wird eine Achterbahnfahrt ohne Haltegriffe. Die Kontrolle abgeben, die Gedanken an Kontrolle verwerfen, gehen, wohin auch immer uns die Reise führen wird – das sind die Leitlinien. Der Freund (vielleicht ist es doch keiner) mit dem Stoff sagt zu mir: „Du bist ein kräftiger Mann, du verträgst eine hohe Dosis." Er hält den Silberlöffel an mein Nasenloch, und ich atme ein. Einige Sekunden gehen dahin, und auch ich gehe – in ein anderes Reich. Als ich wieder zu mir komme, stelle ich fest, dass mein Reisegefährte sich rittlings auf mich gesetzt hat, offensichtlich, um mein wildes Um-mich-Schlagen abzumildern. Ich bin zunächst völlig leer – ein dunkles Loch, wo Erfahrung hätte sein sollen. Ich versuche, mich an meine Reise zu erinnern, und zum Glück kommt die Erinnerung wieder zurück, als würde ich mich an einen Traum erinnern.
>
> *Ich bin kurz davor zu sterben. Meine Energie ist schwächer geworden, und ich muss neue Kraft gewinnen, oder ich verliere das Bewusstsein. Meine Partnerin sitzt nackt auf mir, sie feuert mich an, dass ich zurückkomme. Sie fickt mich um mein Leben, setzt ihre ganze Liebe und Sexualität ein, um mir bei der Rückkehr zu helfen. Ihre empathische und liebevolle Fürsorge gibt mir Kraft. Plötzlich explodiere ich wie in einem Orgasmus in den Kosmos, liege auf dem Rücken, lasse mich im sternerfüllten Raum treiben, ekstatisch, es läuft die Musik aus dem Film* Dune. *Ich bin in der Unendlichkeit, nichts kann mir etwas anhaben, ich reise im großen Haus des Himmels. Beides geschieht gleichzeitig. Und dann beginne ich zurückzukommen, zurück in diese Welt.*

Jetzt bin ich wieder da. Nein, kein wirklicher Orgasmus. Die Reise geht sanft und bewusst eine kurze Zeit weiter. Auch die anderen Psychonauten sind gelandet; manche können sich an kaum etwas erinnern, andere hatten eine tiefgreifende Erfahrung. Wir ändern unsere Position, und ich fühle mich hellwach, kann mich aufrichten und zu meiner Partnerin setzen. Die Nacht vergeht ohne weitere Zwischenfälle.

Beunruhigend waren die verzögerten dissoziativen Nachwirkungen. Am Tag nach der Reise fahre ich Richtung Norden nach San Francisco, alleine auf der aussichtsreichen Route 280, als ich plötzlich merke, dass mein Kopf und mein Oberkörper seitlich auf dem Beifahrersitz liegen. Sofort alarmiert, richte ich mich auf und setze mich wieder gerade hin. Ich kann mich nicht erinnern, wie mein Oberkörper dorthin gelangte. Es muss ganz schnell gegangen sein, da ich die Kontrolle über das Auto nicht verlor. Es war ein Bewusstseinsausfall, bei dem Automatismen weiterliefen, in diesem Fall das Autofahren. Meine Hände hatten die Kontrolle über das Auto, aber mein Oberkörper war zur Seite gekippt. Hätte es nur einen Augenblick länger gedauert, hätte ich die Kontrolle über das Auto verloren und einen Unfall verursacht. Ich erinnere mich, wie ich mich wieder aufrichtete, aber nicht daran, wie ich vorher auf die Beifahrerseite gefallen bin. Wie ich zurück ans Steuer gelangt bin, habe ich nie herausgefunden.

Ich habe große Angst. Meine Hände und Füße kribbeln. Ich frage mich, ob irgend etwas Furchtbares mit mir los ist. Damals gab es noch keine Handys. Langsam fahre ich zu einer Raststätte in der Nähe, weil es dort vielleicht ein öffentliches Telefon gibt und ich zu Hause anrufen kann. Es gibt keins. Das Notfalltelefon möchte ich nicht benutzen. Keine Polizei bitte. Ich bin in der Nähe des Krankenhauses, wo ich als angehender Psychiater arbeite. Ich könnte dorthin gehen. Doch was soll ich sagen? Dass ich mir ein unbekanntes starkes Halluzinogen reingezogen habe am Tag vor meinen Symptomen? Zu peinlich und riskant. Ich könnte meinen Sonderstatus verlieren. Jetzt werde ich etwas paranoid und sehr verletzlich. Ich gehe weg, fahre zurück auf den *Freeway* und langsam nach Hause.

> Ungefähr sechs Monate lang hatte ich ein dissoziatives Syndrom. In den oberen und unteren Extremitäten verspüre ich ein Kribbeln, das mit der Zeit aufhört, zuerst in den Armen und Händen und zuletzt in den Füßen. Diese Anästhesien sind ständig da, vom Aufwachen bis zum Einschlafen, und ich muss ein Benzodiazepin nehmen, damit ich schlafen kann. Außerdem ist da eine oszillierende Bewegung, als würde eine Gestalt ihre Position verlagern und ich entweder in mir oder außerhalb meiner selbst sein. Meine Stimme wirkt abgetrennt, und ich habe taktile Dissoziation – „dies geschieht nicht mir". An einem bestimmten Punkt muss ich die Therapie mit einem Patienten abbrechen, weil es mich überwältigt und ich große Angst bekomme, so dass ich mich mit einer plötzlichen „Übelkeit" entschuldigen muss. Das macht mir Sorgen. Ich weiß nicht, wann es aufhören wird. Alkohol und Marihuana machen es noch schlimmer, also konsumiere ich gar nichts mehr. Ich bin ungewöhnlich ängstlich. Mit der Zeit lerne ich, die Dissoziation zu akzeptieren, mir keine Sorgen darüber zu machen, und dass sie erträglich ist und nichts Schlimmes. Schließlich hört es auf, und ich bin diese Nachwirkung los. Erst nachdem ich etwa zwölf Jahre lang kein 5-MeO-DMT mehr genommen hatte, erlaubte ich mir eine neue Erfahrung, diesmal mit einer abgemessenen, geringen Dosis. Ich erlebte keine weiteren Nachwirkungen und halte 5-MeO-DMT für einen Verbündeten und Lehrer, der neue Erfahrungen ermöglicht.

Mein Kollege meinte über seine Erfahrung, dass anscheinend „die Interaktion zwischen Droge und Verstand Fragmente aus Filmen, die ich vorher gesehen hatte, wieder zusammensetzte, und dass solche Filme das Substrat dieser Erfahrung waren". Er erwähnte zum Beispiel den Film *Dune* in seinem Bericht. Eine meiner eigenen Erfahrungen beim Schnupfen von 5-MeO-DMT ähnelte dieser Art von Assimilation und „Wiedergabe" indirekter Erfahrungen, mit anderen Worten: Erfahrungen, über die man liest oder hört, werden verinnerlicht und erneut durchlebt, als seien es die eigenen.

> Es war in der Zeit, als die Medien die Nachricht über das amerikanisch-jüdische Mädchen brachten, das von einem israelischen Bulldozer bei der Zerstörung palästinensischer Häuser bei hellem Tageslicht überfahren

wurde – sie hatte dagegen protestiert. Ich hatte den Bericht gelesen, identifizierte mich voller Sympathie mit dem armen Mädchen, dachte jedoch nicht speziell an sie, als ich diesen *Jaguar*-Versuch machte. Sofort nach der Einnahme hatte ich das Gefühl, im Matsch zu liegen und von einem riesigen Bulldozer zerquetscht zu werden. Ich empfand keine physischen Schmerzen, nur unfassbaren Kummer und Hoffnungslosigkeit, als ich merkte, dass mein „Körper" zermalmt wurde (RM).

Dies war eine von vielen Erfahrungen, die mich in der Praktik bestärkten, eine längere konzentrierende Meditation *vor* der Einnahme durchzuführen. Dies ist ohnehin immer hilfreich, doch bei Mitteln, deren Wirkung sehr schnell, innerhalb von Minuten oder Sekunden nach der Einnahme einsetzt, ist es unerlässlich. Wenn man erst nach der Einnahme mit der Meditation beginnt, ist es offensichtlich zu spät, um sein psychisches Gleichgewicht zu finden und einzurichten.

Selbst wenn die Dosierungen sorgfältig und angemessen bestimmt werden, kann der Mangel an Vorerfahrungen mit diesen Substanzen, deren Wirkung begleitet von seltsamen und intensiven Körperempfindungen unerwartet schnell einsetzt, Schwierigkeiten verursachen, wenn keine erfahrenen Reisenden dabei sind. Ich erinnere mich an eine meiner frühen Reisen in Europa, als ich diese Substanz (als Schnupfpulver) einer Gruppe von überwiegend weiblichen Teilnehmerinnen anbot, von denen ungefähr die Hälfte in ihrer Kindheit sexuell missbraucht worden waren und Geburtstraumata hatten, woran sie mit verschiedenen Arten von intensiver Körperarbeit und atemorientierter Therapie gearbeitet hatten. Nur ich selbst und der andere Begleiter hatten Erfahrung mit dieser speziellen Medizin. In dieser Gruppe von Frauen schienen etliche steckenzubleiben, sie wanden und drehten ihre Körper und viele von ihnen stöhnten und schrien. Als der Effekt der Droge nachließ und ich sie bat, sich aufzurichten, setzten sie sich mit ihren Sittern an der Seite auf und stöhnten und jammerten noch unerwartet lange, nachdem die Wirkung der Droge abgeklungen war.

Ich machte mir keine Sorgen um ihre Sicherheit, denn ich wusste, dass die Droge schnell metabolisiert wird und dass der veränderte Zustand schließlich aufhören würde. Ich wunderte mich, wie es dazu kam, dass sie sich für einen Moment zu beruhigen schienen, als ich sie dazu aufforderte, und dann wieder anfingen zu stöhnen, zu jammern und manchmal sogar zu schreien und mit heftigem, tiefem Atmen erneut „das Feuer anheizten". Es schien mir, dass sie in sich wiederholenden Spurrillen ihres inneren Prozesses feststeckten, und ich merkte, dass sie immer noch ihre Augenbinden trugen.

Dann bat ich sie, diese abzunehmen und ihre Freundin anzuschauen, die sie als Beisitzerin begleitet hatte. Die Wirkung war dramatisch: Als die Reisenden ihre Freundinnen wiedererkannten und sich daran erinnerten, dass sie diese Erfahrung eingegangen waren, um Heilung zu finden, entspannten sie sich und lächelten, wobei die Anspannung und die schreckliche Angst verschwanden. Dann setzten wir uns alle nah beieinander in einen Kreis, hielten uns an den Armen oder Schultern und summten und sangen fünf oder zehn Minuten lang das *Mantra* OM.

Diese Erfahrung bestätigte meine Überzeugung, dass es ein „gutes Praxismodell" ist, den Anfang und das Ende dieser dramatischen Bewusstseinsbewegungen klar zu kennzeichnen. Es ist die wohlverstandene Praktik in Kulturen, welche die schamanische Trommelreise anwenden, ebenso wie in den zeitgenössischen psychiatrischen Kliniken, in denen mit psychedelischen Substanzen geforscht wird. Ein weiterer komplizierender Faktor dieser Gruppenerfahrung war offensichtlich die Tatsache, dass keiner der Reisenden Vorerfahrungen mit dieser Medizin hatte. Ich führte eine Zeremonie mit der gleichen Medizin und einem ähnlichen *Set* und *Setting* kurz danach in einem anderen Land durch, wo ungefähr sechs der zehn Teilnehmern zuvor schon 5-MeO-DMT genommen hatten. In dieser Gruppe gab es keinerlei Unruhe und Angst, da die neuen Teilnehmer intuitiv der unausgesprochenen Führung der erfahrenen Reisenden zu folgen schienen. Ich sollte anfügen, dass meine Schätzung von 10 Prozent angstbeherrschten „Bad Trips" auf den von mir beobachteten Gruppen basiert, die sich aus erfahrenen Erwachsenen zusammensetzten, die in kleinen Gruppen mit bewusster Intention und sorgsamer Vorbereitung teilnahmen.

In planlosen Situationen, die wenig oder gar nicht vorbereitet sind, wie Raves oder Partys, kann es viel häufiger zu höllischen „Bad Trips" kommen. Bei einem der frühen, eher ungeplanten Experimente, an denen ich mit meinem Freund Terence McKenna teilnahm, inhalierten wir reines DMT durch einen Verdampfer, als ich zufällig die glückliche Entdeckung einer Methode machte, mit der man möglicherweise aus solchen Höllenerfahrungen hinauskommen kann.

> Als die schillernden Fasernetze zu glänzenden Stahlbändern wurden, die mich (subjektiv) zu Tode würgten, merkte ich, dass ich spontan eine Art Trillern von mir gab – BBBRRRRR. Ich wiederholte es mehrere Male, immer stärker, und der Klang löste aus, dass die eiserne Panzerung, die mir die Luft abschnürte, irgendwie „entzippt" wurde. Als dies geschah, schoss ich aus den Tiefen der Hölle in die Höhen der befreiten Ekstase hinauf. Als ich mich mit meinem Freund austauschte, sagte er, dass das ganze Experiment – die drei Inhalationszüge vom Rauch, der Abstieg in die Hölle und der Aufstieg in den ekstatischen Himmel – in realer Zeit nur etwa drei bis vier Minuten gedauert hatte, obwohl mir die Höllenfahrt unendlich schien. (RM)

Als ich darüber nachdachte, konnte ich sehen, dass die Höllenreaktion sicherlich zum Teil auf meinen Mangel an meditativer Vorbereitung und auf die etwas planlose Herangehensweise in jener Zeit zurückzuführen war. Aus dieser speziellen Erforschung sowie aus anderen höllischen oder angsterfüllten Erfahrungen, die mir durch meine eigenen Beobachtungen, durch die Erzählungen anderer, durch die Literatur oder durch das Internet bekannt wurden, kann man ersehen, dass der Vorbereitung, dem *Set* und *Setting*, sowie der Rolle der begleitenden Personen nicht genug Aufmerksamkeit geschenkt wurde.

Gleichzeitig war ich dankbar für das, was ich auf unerwartete Weise in dieser Erfahrung über die heilsame Wirkung dieser Art von Tonerzeugung gelernt hatte – vergleichbar mit der traditionellen indo-tibetischen Praktik der Mantra-Meditation. Tatsächlich denke ich inzwischen, dass mich mein innerer Geistführer in der DMT-Höllenerfahrung daran erinnerte, das sogenannte Samen-Mantra RAM als tönendes, zentrierendes Hilfsmittel zu benutzen, um meinen Weg aus den höllischen Zuständen hinaus zu finden. Allgemein haben wir herausgefunden, dass das Praktizieren von Mantras, insbesondere einsilbigen Samen-Mantras wie AUM, HUM oder RAM, in stiller oder lauter Wiederholung, enorm hilfreich sein kann, denn sie unterstützen uns darin, zentriert und fokussiert zu bleiben, wenn wir beängstigende Erfahrungen haben.

In meinem Buch *Welten des Bewusstseins – Welten der Wirklichkeit* (2015) berichte ich, wie das Denken oder Aufsagen komplexerer Mantras oder Gebete – vor allem des alten biblischen Mantras ICH BIN WER ICH BIN – jemandem helfen kann, seinen Weg durch und aus den Höllenreichen zu finden, so wie es eine eher allgemeine Hilfestellung bei allen Arten von Erfahrungen ist. Ein ziemlich konservativer, aber dennoch experimentierbereiter Psychiater, dem ich die Praxis des 5-MeO-DMT-Schnupfens zeigte, traf seine Vorbereitung und Schutzvorkehrung, um nicht in die Angst zu fallen, indem er ein Mantra-Gebet für sich aufsagte, das er aus *Ein Kurs in Wundern* kannte: „Ich bin eins mit Gott und fühle mich vollkommen sicher". Eine Frau, die viel Erfahrung in tibetisch-buddhistischer Meditation hatte, zentrierte und schützte sich, indem sie das Bild der mehrköpfigen, mehrarmigen Gottheit *Mahakala*, der Verkörperung der Zeit, visualisierte.

Ich glaube, dass es bei diesen kurz wirkenden, aber tiefgehend bewusstseinserweiternden Substanzen und ihrem Potenzial, unerwartet dissoziative oder panische Reaktionen auszulösen, immer eine gute Verfahrensweise ist, einen vertrauten und erfahrenen Sitter oder Zeugen bei sich zu haben, der die Medizin nicht einnimmt. Aus der ethnografischen Literatur über Erfahrungen mit halluzinogenen Pflanzen oder mit der rhythmischen Trommelmethode geht hervor, dass der Schamane/die Schamanin, der oder die eine Erfahrung des „Fliegens" macht, generell immer mindestens einen Helfer bei sich hat, der über seinen/ihren Heimatkörper wacht, während dieser sozusagen vorübergehend verlassen ist. In der schamanischen Weltanschauung kann der Körper eines Schamanen, der eine außerkörperliche Erfahrung macht, möglicherweise von einer bösen Entität oder Person besetzt werden. Obwohl ich diese Substanzen viele Male selbst eingenommen habe, würde ich nie erwägen, sie ohne einen solchen Begleiter als „Bodenkontrolle" einzunehmen.

Die meisten Gruppen, die ich kenne, praktizieren inzwischen die paarweise Einnahme der Substanz: Abwechselnd nimmt jeweils eine Person die Rolle des Reisenden ein und die andere die Rolle des mitfühlenden Zeugen, der Beruhigung und Sicherheit bietet. In den meisten Forschungsgruppen, an denen ich als teilnehmender Beobachter anwesend war, gab es mindestens einen Arzt oder eine Ärztin, die lebensrettende Maßnahmen einleiten konnten, falls diese notwendig sein würde. Oder wenigstens einen, der in der Nähe lebte, die Gruppe kannte und bereit war,

„auf Abruf" zur Verfügung zu stehen. Selbst ohne Zwischenfall kann das Wissen, dass sie da sind, den Reisenden Sicherheit vermitteln, wodurch tiefere Einsichten und Heilungen schwieriger Themen möglich werden.

Besessenheitszustände

Fälle von scheinbarer Besessenheit, entweder durch verstorbene Menschen oder nicht-menschliche Entitäten, gelten im Weltbild der gegenwärtigen Psychiatrie und Psychologie als nicht „real", obwohl sie in der schamanischen Tradition, in volksmedizinischen Traditionen sowie in Ländern wie Brasilien bekannt sind, wo man sowohl die hilfreichen als auch die potenziell böswilligen Handlungen von „Geistern" sehr aufgeschlossen sieht. In *Raum des Geistes – Strom der Zeit* (2012) schrieb ich, dass man sich fixe Ideen, Zwangs- und Besessenheitszustände in einem Kontinuum vorstellen kann: Bei fixen Ideen (engl. *obsession*) gibt es eine Reihe sich wiederholender, oft selbstkritischer und fordernder Gedanken, welche die Person offensichtlich nicht zu denken aufhören kann; bei Zwangszuständen kommen außerdem Verhaltensmuster hinzu, zum Beispiel das repetitive Zurechtrücken von Möbeln in einem Zimmer oder von Dingen auf einem Schreibtisch. Bei Besessenheitszuständen hat man den Eindruck, dass das Verhalten und die Sprache des jeweilig Besessenen zu einer anderen Person oder Entität gehören, nicht zur Identität des Besessenen.

Umfassende, voll ausgeprägte Besessenheitszustände, wie beim haitianischen Voodoo, liegen am äußersten Ende des dissoziativen Spektrums, da hier ein mehr oder weniger völliger Verlust der normalen Wahrnehmung des Körpers und des Umfelds vorliegt sowie das Gefühl, freiwillig oder nicht, von einem anderen Geist oder einer anderen Entität besessen zu sein. Normalerweise hat das besessene Individuum nicht die Absicht, sich über die Besessenheit selbst hinaus zu irgend etwas anderem, wie zum Beispiel zur Heilung, benutzen zu lassen.

> Aus einer psychologischen Perspektive könnte man Besessenheit (engl. *possession*) als eine Extremform der Obsession betrachten, die von einer übermäßigen Bindung an eine Vision herrühren kann. Ein kreativer Künstler oder eine Künstlerin, der oder die durch eine Vision inspiriert ist, kann von der Möglichkeit besessen sein, die Vision in der von ihm oder ihr gewählten Ausdrucksweise zu gestalten (op.cit., S. 132).

Wir sind in unterschiedlichem Maße dafür anfällig, durch die Gefühlszustände und Gedankenformen, die von anderen auf uns zukommen, kontrolliert und vereinnahmt zu werden, besonders wenn wir uns in einer Abhängigkeitssituation befinden. Schutzlose Situationen können sich in unserer Kindheit ergeben, während einer Krankheit oder aufgrund einer idealisierenden Projektion gegenüber dem Wesen, das uns vereinnahmt (op.cit., S. 134).

Besessenheitszustände können in Zuständen mit psychedelischen Drogen vorkommen, wenn der Einzelne durch seine Vergangenheit vorgeprägt ist oder wenn *Set* und *Setting* der Erfahrung locker genug sind, um diese Art von Verwundbarkeit zu ermöglichen. Vor etwas mehr als zehn Jahren war ich Zeuge eines vorübergehenden Besessenheitszustands während einer Erfahrung mit 5-MeO-DMT, das als Pulver geschnupft wurde. Wir waren in der Schweiz, und die Gruppe mit ungefähr 10 Teilnehmern lag in zwei gegenüberliegenden Reihen auf Matten verteilt in einem ziemlich kleinen Raum. Ein anderer Psychotherapeut und ich leiteten die Sitzung und nahmen nichts ein. Die Intention und die verbale Führung richteten sich auf Meditation und psychospirituelle Heilung. Alle Teilnehmer hatten moderate Erfahrung mit verschiedenen bewusstseinserweiternden Substanzen und arbeiteten bereits seit einigen Tagen miteinander.

Kurz nach der Einnahme von etwa 5–10 Milligramm Schnupfpulver (die Abmessung der Dosierung war zu jener Zeit noch nicht ganz exakt), begann die Frau, um die es geht – wir wollen sie Barbara nennen – hin und her zu rollen und mit ihren Armen um sich zu schlagen, während sie immer lauter vor sich hin stöhnte. Ihre Augen waren mit einer Augenbinde verdeckt, wie bei den anderen Teilnehmern. Als Barbaras Bewegungen zunahmen, heftiger wurden und ihre Arme und Beine wild umherfuchtelten, rückten die links und rechts neben ihr liegenden Teilnehmer von ihr weg, weil sie Angst hatten, getroffen zu werden.

Nach ungefähr 30 oder 40 Minuten war die Erfahrung der anderen Teilnehmer beendet, und es war klar, dass wir etwas unternehmen mussten. Alle sammelten sich und nahmen um Barbara herum Platz, so dass ein Raum entstand, in dem ihre fuchtelnden Arme und Beine weder sie selbst noch jemand anderem treffen konnten. Die Gruppe wurde aufgefordert, leise und besänftigend für Barbara zu summen und ihr reinigende innere Lichtfeuerenergie zu schicken. Dann fragte ich sie, ob sie in ihrem Körper sei und sie diese Bewegungen ausführe oder ob dies jemand anders sei. Sie antwortete, dass es jemand anders sei, der sie dazu zwang. Ich fragte, ob sie wisse, wer das sei, und sie sagte „Nein".

Dann fragte ich sie, ob sie einverstanden sei, wenn ich mit dieser besitzergreifenden Entität oder dem Wesen reden würde, und sie stimmte zu. Inspiriert von brasilianischen Austreibungsritualen, die ich gesehen hatte, bat ich vier Personen, welche die Frau kannten, sich um ihren Körper herum hinzusetzen: Eine hielt ihren Kopf, je eine hielt sie links und rechts neben ihrem Oberkörper und eine bei den Füßen. Die Person, die ihren Kopf hielt und die zu ihrer linken, rezeptiven Seite sollten reinigende Lichtfeuerenergie zu ihr strömen lassen; diejenige zu ihrer rechten, dynamischen Seite sollte giftige Energieelemente magnetisch aus ihr herausziehen und in ihrem eigenen reinigenden Energiefeld verbrennen; die Person, die ihre Füße hielt, wurde gebeten, die giftigen Energieelemente nach unten aus ihrem Körper zu ziehen und sie zu verbrennen. Ich verwendete keine Zeit, um diese Entität zu bitten, sich zu erkennen zu geben, sondern insistierte einfach, dass sie wahrnehmen sollte, sich bewusst werden möge, dass dies nicht ihr Körper sei, dass sie kein Recht habe, ihn zu besetzen, und dass sie fortgehen solle. Diese Sätze wurden laut und nachdrücklich mehrmals ausgesprochen und durch reinigende Lichtfeuerstrahlen von mir selbst und allen anderen begleitet.

Wir fuhren eine Weile so fort, und ihre Bewegungen und Äußerungen wurden langsam ruhiger. Sie berichtete, dass die Entität – wer oder was sie auch immer war – sie anscheinend verlassen hatte. Sie war erschüttert – wie wir alle. Später erzählte sie, dass ihr ein Medium, das sie als Lehrerin und Heilerin sehr schätzte, wegen ihrer Sensitivität von der Arbeit mit bewusstseinserweiternden Drogen abgeraten hatte. Sie hatte sich trotzdem entschieden, diese auszuprobieren – doch nach dieser Erfahrung nahm sie solche Substanzen nicht mehr.

Die folgende Erfahrung von Besessenheit und deren Auflösung erzählte mir ein befreundeter Arzt/Psychiater. Er hatte Erkenntnistheorie und Wissenschaftsphilosophie an der Universität studiert und kam in dieser Zeit erstmals mit Psychedelika in Kontakt; er berichtete, dass seine ersten Erfahrungen so tiefgreifend waren, „dass sie alle meine akademischen Studien belanglos werden ließen". Nach einigen Jahren der Bewusstseinsforschung mit Psychedelika, Meditation und Yoga kehrte er zur Universität zurück, erlangte einen Abschluss in Medizin, wurde staatlich geprüfter Psychiater und schlug eine Laufbahn in der Notfall- und der stationären Psychiatrie bei einer öffentlichen Institution ein.

In dieser Funktion begegnete er einer jungen Frau mit einer verblüffenden psychiatrischen Geschichte. Sie war im Krankenhaus auf der Station untergebracht, in der er arbeitete, weil sie plötzlich auftretende extreme Gewaltausbrüche hatte, bei denen sie andere Personen oder sich selbst stark verletzte. Sie brach sich sogar ihre eigenen Knochen dabei. Zwischen diesen Ereignissen, für die es absolut keinen Auslöser zu geben schien, war sie eine entzückende, zierliche junge Frau, deren Verhalten, Manieren, Sprechen und Denken völlig normal schienen.

Diagnostisch war sie ein Rätsel, sogar nach Monaten in der psychiatrischen Abteilung. Die Kriterien psychotischer Krankheit oder bipolarer Störung trafen nicht auf sie zu, und medizinische Abklärungen zur Ermittlung von Anfällen oder anderen neurologischen Störungen brachten keine Ergebnisse, die ihr Verhalten erklären konnten. Sie hatte immer noch plötzliche, extrem zerstörerische Gewaltepisoden, und einige Krankenhausmitarbeiter wurden dabei verletzt. Medikamente schienen kaum zu wirken, und manchmal war es nötig, sie physisch einzuschränken. Einmal meinte eine Krankenschwester, falls sie jemals einen Fall von Besessenheit erlebt hätte, dann sei es dieser.

Während dieser Zeit arbeitete mein Freund in einem „Medizinkreis" mit verschiedenen Kollegen, die dabei 5-MeO-DMT und andere psychedelische Substanzen verwendeten, um Heilung und Erkenntnisse zu gewinnen. Diese Forschungsgruppe, an der ich auch manchmal teilnahm, benützte eine minimale Struktur, die nur erforderte, dass alle zusammen im selben Raum blieben. Jedoch wurde die Medizin von allen genommen, und niemand leitete die Sitzung an oder saß wenigstens als „Bodenkontrolle" dabei. Obwohl die Teilnehmer im Kreis blieben, konnten sie beliebig miteinander reden und interagieren. Ich selbst war mit dieser Struktur, die ich als suboptimal betrachtete, nicht einverstanden, und ging deshalb nach einigen Stunden, weil ich die Situation zu chaotisch fand, um irgendein nützliches Ergebnis hervorzubringen. Ich war also in der folgenden Situation nicht direkt dabei.

Bei dieser Gelegenheit berichtete mein Freund, der die verstörte junge Frau als Psychiater behandelte, folgende Erfahrung. Er hatte nichts von seiner Patientin erzählt und erwartete auch gar nicht, dass seine Erfahrung irgend etwas mit ihr zu tun haben würde.

> Als die Wirkung (von 5-MeO-DMT, als Schnupfmittel) einsetzte, begann ich etwas zu hören, das ich nur als „böswillige Intonationen“ bezeichnen kann. Es klang eindeutig nach einer Sprache, aber nach keiner, die ich je gehört hatte, und die Energie war grauenhaft böse. Ich hatte das Gefühl, angegriffen zu werden, und reagierte, indem ich mich psychisch „zusammenkauerte“. Ich kann mich nicht genau erinnern, was dann folgte. Andere Mitglieder des Kreises erzählen mir, dass ich mich eine Weile zuckend über den Boden bewegte und ganz nach innen gerichtet war, so dass keine Kommunikation mit ihnen möglich war.
>
> Ich habe bruchstückhafte Erinnerungen an Gefühle, als sei ich in einer gewaltigen Schlacht und die Energien von Geistwesen seien zeitweise in meinem Körper. Eines davon war der Jaguar, mein persönliches Krafttier, und ich erinnere mich, wie es meinen Körper ausfüllte, einige Momente im Raum war und dann wieder ging. Schließlich erlangte ich wieder mein normales Bewusstsein, aber ich war müde und fühlte mich unbehaglich.
>
> Das Erlebnis entsprach in keiner Hinsicht den Erfahrungen, die ich vorher mit dieser Medizin gemacht hatte. Am nächsten Tag ging ich nach Hause, fühlte mich jedoch immer noch nicht ganz wohl. Als ich zu Hause ankam, verwirrte mich die Reaktion meines Hundes, zu dem ich ein enges Verhältnis hatte. Normalerweise begrüßte er mich stürmisch, als sei ich monatelang weg gewesen, doch an diesem Tag machte er einen reservierten Eindruck und wollte nicht in meine Nähe kommen. Im Verlauf der nächsten paar Wochen stellte ich fest, dass ich mich zu praktisch allen in meinem Leben merkwürdig verhielt. Es herrschte eine untypische Spannung zwischen meinem Bruder und mir, mit meiner Frau und bei der Arbeit. Meine Mitarbeiter, die meine normalerweise gelassene Art gewohnt waren, meinten, ich würde besorgt oder aus der Fassung geraten wirken. Und seltsamerweise

ging mir mein Hund immer noch aus dem Weg. Ich machte mir allmählich Gedanken, was da los war, und musste mich fragen, ob ich allmählich verrückt wurde. Es war unheimlich, wie alles sich verändert hatte und wie alle meine Beziehungen, sogar die zu meinem Hund, sich trübten.

Ich arbeitete weiterhin in der psychiatrischen Abteilung, wo ich auch die bereits erwähnte junge Frau behandelte, die noch immer Anfälle von Gewalt hatte. Ich empfand eine vage Spannung, war leicht gereizt und merkte, dass ich auf Menschen und Umstände untypisch reagierte, doch was ich davon halten sollte, war mir schleierhaft. Eines Tages, ungefähr drei Wochen nach dem Medizinkreis, war ich alleine zu Hause und nahm ein warmes Bad. Ich dachte über die Ereignisse nach, die ich hier beschreibe, und fing ehrlich gesagt wirklich an, mich zu fragen, ob ich durchdrehte.

Plötzlich nahm ich dieselbe böse Energie wahr, die sich im Medizinkreis artikuliert hatte. Ich kann mich nicht richtig erinnern, ob ich die Intonation dieses Mal wieder hörte, doch ich erkannte deutlich, dass es dieselbe Energie war, von der diese Klänge ausgegangen waren, und dass sie an diesem Tag, während ich in der warmen Badewanne saß, wieder bei mir war. Sofort wusste ich, was zu tun war. Ich richtete meine Aufmerksamkeit direkt auf dieses Wesen, und sobald ich es in meinem Bewusstsein fixiert hatte, sagte ich mit großer Autorität: „Du bist hier nicht willkommen. Geh weg!“

Umgehend spürte ich, wie sich etwas aus mir herauslöste. Ich fühlte mich leicht und plötzlich unbelastet. Und ich erkannte, dass ich mich jetzt auf eine Weise allein fühlte, wie ich es in den Wochen zuvor nicht erlebt hatte. Dadurch dämmerte mir, begleitet von einem äußerst grusligen Gefühl, dass ich vergewaltigt worden war. Ich empfand Widerwillen und Ekel und hatte das starke Gefühl, schwer missbraucht worden zu sein. Ich wusste nicht, was ich davon halten sollte. Als Psychiater schien mir das alles ziemlich verrückt zu sein, doch ich musste zugeben, dass es die intellektuell ehrlichste Antwort war, diese Erfahrungen, egal was sie bedeuteten, als meine anzunehmen.

Während der nächsten paar Tage merkte mein Freund schnell, dass in seinen Beziehungen wieder Normalität einkehrte. Seine Frau und seine Mitarbeiter stellten es fest, und sein Hund zeigte wieder seine gewohnte ungebremste Zuneigung. Nicht wieder normal war das Verhalten der jungen Frau, die er behandelt hatte. Die Gewaltausbrüche hatten vollständig aufgehört. Innerhalb einer Woche, nach Monaten ohne Veränderung ihrer Medikation in der Abteilung, konnte sie entlassen werden. Von einem Mitarbeiter, der immer noch für das Institut tätig war, erfuhr er, dass sie nie wieder ins Krankenhaus zurückkehrte.

Die Gemeinsamkeit dieser beiden Erfahrungen lag in der Beobachtung und der Diagnose von Besessenheit – einem Zustand, der in der zeitgenössischen westlichen Psychiatrie und Psychologie als „nicht real" gilt. Die improvisierte erfolgreiche Austreibungsbehandlung in beiden Geschehnissen macht die Realität des Zustands und die Diagnose glaubwürdig.

Die Tatsache, dass ein Besessenheitszustand auf einer Reise in einem sehr chaotischen Umfeld auftrat und sich erst drei Wochen später auflöste, während der andere direkt geheilt wurden, bestätigt, wie wichtig eine friedliche und meditative Ritualstruktur ist, bei der es teilnehmende Beobachter gibt, die nichts einnehmen, und in der man solche ungewöhnlichen und potenziell gefährlichen Erfahrungen identifizieren und in Grenzen halten kann.

Missbrauchendes Verhalten der Begleiter

Eine andere Art Gefahr dieser Substanzen liegt in der potenziellen Verführung, die von der Macht und Tiefe dieser Erfahrung für die Anbieter dieser Substanzen ausgeht. Ich weiß persönlich von zwei Fällen, bei denen ein leichtsinniges Konsumverhalten des Anbieters, der eigentlich als Begleiter vorgesehen war, sehr ernste Folgen hatte.

> In der einen Situation schnupfte der Anbieter, ein Chiropraktiker, der in seiner Vergangenheit unangemessene sexuelle Annäherungsversuche bei Klienten gemacht hatte, 5-MeO-DMT zusammen mit zwei Frauen – eine davon seine Verlobte – am Rand eines Whirlpools in einem Wohnhaus. Sie hatten außerdem damit experimentiert, den Atem unter Wasser anzuhalten. Die Verlobte stieg in den Pool, nachdem sie die Substanz zu sich genommen hatte, und ließ sich im Wasser treiben, während es sich der Chiropraktiker und die andere Frau, die beide ebenfalls geschnupft hatten, am Rand des Pools bequem machten. Nach einer etwa fünfminütigen, äußerst tief ekstatischen, zeitlosen Phase stellte der Chiropraktiker plötzlich fest, dass die Frau im Pool mit dem Gesicht nach unten im Wasser trieb. Die anderen zogen sie sofort heraus und versuchten sie wiederzubeleben, doch es war zu spät – sie hatte Wasser eingeatmet und war ertrunken. Aufgrund des schnellen Metabolismus dieser Tryptamine fand man keine Drogen in ihrem System, und ihr Tod wurde als Unfall deklariert.
>
> An der anderen Situation war ein Psychiater beteiligt, der ebenfalls durch die Kürze und Tiefe der Heiltrance in Versuchung geriet und begann, die Medizin durch einen Verdampfer zu inhalieren – mehrmals täglich, vor und während seiner Sitzungen mit den Klienten, denen er die Medizin auch anbot. Einmal hatte er die Medizin gerade geraucht, bevor er die Tür zu seinem Wartezimmer öffnete – und fasste seiner nächsten Patientin an die Brüste, weil er sie angeblich für die „Göttin" hielt. Obwohl die Droge selbst zu dieser Zeit nicht verboten war, berichteten schließlich einige seiner Patienten über diese groben beruflichen Grenzüberschreitungen, und seine Lizenz als Arzt wurde ihm entzogen.

Natürlich gab es auch mit anderen psychoaktiven Medizinarten ethische Ausrutscher und berufliche Fehltritte, und ohnehin mit allen psychiatrischen Verordnungen und psychophysikalischen Behandlungsformen, vor allem mit denjenigen, zu denen Körperarbeit gehört. Dennoch ist es unabdingbar, dass ich diesen Warnhinweis erwähne. Nichts, was ich hier über die von mir in den Forschungen mit diesen Substanzen gewonnenen Erkenntnisse schreibe, sollte als Gebrauchsempfehlung angesehen werden. Es handelt sich um äußerst mächtige bewusstseinserweiternde Substanzen, wahrlich entheogene Sakramente, denen man sich nur mit gemeinschaftlicher Vorsicht, erfahrener Anleitung und Respekt nähern sollte. Selbstverständlich hoffe ich, dass systematischere Forschungsprojekte meine unsystematischen Beobachtungen in der Untergrundkultur weiterführen werden.

Die Schnupfmethode zur Einnahme von 5-MeO-DMT

Fast alle oben beschriebenen Erfahrungen aus den 1980er- und 1990er-Jahren sowie die weitaus meisten Erfahrungen mit DMT und 5-MeO-DMT, die in der Literatur und im Internet veröffentlich wurden, umfassen die Inhalation der Medizin als Rauch (auf der Grundlage von Pfefferminzblättern oder Cannabis) oder – häufiger – mit einem Verdampfer. Im Gespräch mit Jonathan Ott, der sich als „Pharmakognostiker" bezeichnet, und aus seinen Schriften haben ich und andere an diesem Bereich interessierte Forscher gelernt, dass man die gereinigte Substanz 5-MeO-DMT und andere psychoaktive Tryptamine auf sichere Weise als Schnupfpulver einnehmen kann; diese Schnupfmethode ist um einiges angenehmer als bei den Amazonas-Schamanen, die das getrocknete Pflanzenpulver durch lange Blasrohre schnupfen (Ott, J., 2001).

Eine wirksame Dosis von 5–10 Milligramm von reinem 5-MeO-DMT kann man mit dem Strohhalm in einem Zug in den Nasengang einnehmen, nur von einem vorübergehenden leichten Brennen begleitet. Diese Menge sieht so groß aus wie ein paar Salzkörner und lässt sich mit bloßem Auge nicht genau abmessen. Die geringe Größe einer wirksamen Portion dieser Medizin hat den Vorteil, dass man sie leicht einnehmen kann, doch gleichzeitig hat sie den Nachteil, dass man leicht eine Überdosis zu sich nehmen kann, die bei unerfahrenen oder unvorbereiteten Individuen dissoziative Panikreaktionen auslösen kann. Wie bereits erwähnt (S. 26) beträgt die ED-50 von 5-MeO-DMT 5 Milligramm, und die DD-50, bei der 50 Prozent der Personen dissoziieren, entspricht 15 Milligramm. Das sorgfältige Abmessen dieser winzigen Dosierungen ist deshalb höchst ratsam – ich würde sogar sagen unerlässlich.[2]

Der größte Vorteil der Schnupfmethode liegt darin, dass die Erfahrung zwischen 45 und 60 Minuten andauert, verglichen mit 10–15 Minuten bei der Inhalationsmethode mit einem Verdampfer. Dadurch bleibt genügend Zeit für meditative, therapeutische oder schamanische Praktiken, begleitet von Musik, Gesang oder Trommeln. Meine Kollegen und ich wurden in unserem Wechsel zu dieser

---

[2] Messlöffel für Mengen zwischen 5–10 Milligramm aller Arten von kristallinem Pulver kann man im Internet bestellen.

Einnahmeart als bevorzugter Methode bestärkt, als wir uns vergegenwärtigten, dass die Amazonas-Indianer diese Medizin auch schnupfen, indem sie das pulverisierte Pflanzenmaterial kräftig in die Nasenlöcher blasen.

Ein weiterer Vorteil der Schnupfmethode gegenüber dem Rauchen liegt darin, dass die Wirkung etwa 5–7 Minuten nach der Einnahme einsetzt. Das ist darauf zurückzuführen, dass die Aufnahme des pulverisierten Materials durch die Membranen der Nasenschleimhaut etwas länger dauert als die Absorption des inhalierten Dampfes durch die Lungen. Dadurch bleibt mehr Zeit für die meditative Zentrierung, und die Wahrscheinlichkeit einer Dissoziation durch Angst beim plötzlichen Wirkungseinsatz ist geringer.

Beim Vergleich der Einnahme durch Rauchen/Verdampfen mit der Einnahme durch Schnupfen wird auch der wichtigste Unterschied zwischen DMT und 5-MeO-DMT deutlich. Informationen über die Wirkung von geschnupftem, kristallinem reinem DMT sind schwer zu bekommen. Nur wenige Personen scheinen diese Einnahmemethode nützlich zu finden, denn eine wirksame Dosis von 50–60 Milligramm zu schnupfen wäre eine mühsame und schmerzhafte Prozedur (für die Nasenschleimhaut). Wenn es jemandem überhaupt gelänge, würde die Wirkung des geschnupften DMT ungefähr 30 Minuten dauern, wobei ich vermute, dass nur wenige Personen sich solche Unannehmlichkeiten antun möchten.

Wie bereits erwähnt, hatten wir das schützende Codewort *Jaguar* für diese schamanische Medizin übernommen, und bei meinem ersten Versuch mit der Schnupfmethode, nach etlichen Jahren und Dutzenden Versuchen ausschließlich durch Rauchen oder Inhalieren, empfing ich eine telepathische Affirmation vom Geist der Amazonas-Schamanen, in der sie mir mitteilten: „Jaguare rauchen nicht“. Wie andere Katzen meiden sie Rauch und Feuer, doch wie andere katzenartige Tiere erschnuppern sie ständig die chemische Atmosphäre, in der sie sich befinden.

Ich selbst bin der Ansicht, dass die Rauch- oder Dampf-Einnahmemethode bei dieser Substanz im Vergleich zum Schnupfen keine Vorteile bietet und diverse Nachteile hat, wie oben beschrieben. Negative Dissoziationen und Panikreaktionen können und werden mit der Schnupfmethode immer noch auftreten, jedoch lassen sie sich deutlich reduzieren durch meditative Vorbereitung, einen unterstützenden Leiter oder Begleiter – die selbst nichts konsumieren –, klare Intentionen und das sorgsame Abmessen der exakten Dosis, die man einnimmt.

Eine noch weitere Verfeinerung der Einnahme, welche die negativen Reaktionen praktisch auf Null reduziert, ist zuerst ein „Einschnupfen" von 5 Milligramm, einer Schwellendosis; dann, etwa 20 Minuten später, wenn die volle Wirkung spürbar ist, kann man, je nach Wunsch, eine weitere Dosis von 5–10 Milligramm einnehmen, um die Wirkung zu vertiefen. Diese stufenartige Methode erzeugt eine tiefe Heilungstrance, die etwa 90 Minuten anhält, worauf die gewöhnliche Wahrnehmung des Körpers in Realzeit und der Umgebung langsam und sanft zurückkehrt. Obwohl die vorher beschriebenen tiefen außerkörperlichen Zustände des kosmischen Bewusstseins mit gerauchten Dosierungen von 15 Milligramm und mehr auch bei diesen Dosismengen auftreten können, sind sie doch nicht so üblich. Außerdem scheinen sie auch nicht nötig zu sein, um tiefe Heilungs- und Erkenntnis-Erfahrungen zu machen, die normalerweise bei der langsamen Rückkehr der Person ins gewöhnliche Zeit-Raum-Bewusstsein auftreten.

Man hat bei diesen Erfahrungen nicht einen dissoziierten außerkörperlichen Trancezustand, wie er unfreiwillig bei einem Trauma entstehen kann und wie er auch in der Hypnotherapie, wo sich die Person beim Zurückkommen an nichts erinnert, mit Intention einsetzbar ist. Vielmehr geht es hier um *vertiefte Trancezustände*, bei denen das Bewusstsein im Körper bleibt, gleichzeitig jedoch in außerdimensionale und innerkörperliche Reiche erweitert wird und wo man sich bei der Rückkehr an alles erinnern kann. Wir haben auch festgestellt, dass das Aufrechterhalten der Intention, sich an die Erfahrung zu erinnern, die Erinnerung verstärkt und dass dabei die tieferen Erkenntnisse mit dem Alltagsbewusstsein verbunden werden können.

Das Gedicht auf den folgenden Seiten wurde inspiriert von meinen Erfahrungen mit der *Jaguar*-Medizin, bei denen ich langsam in tiefere Ebenen des Körperbewusstseins hinabstieg in einer intentionalen, bewussten Heilungstrance. Ich habe es *Diving for Treasures – Absorption* (Tauchen nach Schätzen – Vertiefung) genannt.

Es ist auf meiner CD *Spirit Soundings* zu hören, auf der ich Gedichte lese, die von wundervoller evokativer Musik von Kit Walker und anderen Freunden begleitet werden.

Hier, in der Höhle des Herzens, sinkt langsam
Das Auge der Seele in die Tiefen hinunter,
Tauchende Kristallkugel,
In alle Richtungen blickende Linse,
Durchleuchtet organische innere Welten,
Mutter Ozeans zelluläres Bett,
Molekulares Gewebe und Netz,
Wechselseitig verbunden ins Unendliche,
Pulsierende, vibrierende Ströme,
Licht! Dunkelheit! Licht!

Du suchst die Perlen
Der goldenen Energie-Essenz,
Vom Drachen bewacht,
Im Labyrinth der Erinnerung wohnend.
Der Name dieses Drachens ist
Schmerz-Angst-Bedrohung-Schrei.
Sprich sanft mit diesem Drachen,
Oder sing ihm ein zartes Lied, wie Orpheus.
Dann kannst du die kostbaren Perlen ergreifen
Aus seinem schrecklichen, flammenden Schlund.
Danke auch dem Drachen,
dass er sie so gut behütet hat.

Oder du findest das versunkene Schiff,
Vergessen, mit Schatztruhen an Bord,
Geschenke der Engel aus deiner Kindheit.
Oder du findest sie begraben,
Unter dem Sand aus Zeit und Schlaf.

Der Taucher sammelt diese kostbaren Juwelen,
Diese Steine der Weisheit,
Diese funkelnden elementaren Essenzen,
Bringt sie an die Oberfläche des Bewusstseins,
in die lichtdurchflutete Höhle des Herzens.

Von dort zu den Fußsohlen hinunter,
um zu verstehen, was ist;
und zur Krone des Kopfes hinauf,
um zu sehen, was sein könnte.

Die Verwendung des Jaguarpulvers zur Vertiefung der spirituellen Heilung

Ich bin der Meinung, dass es die wichtigste und wertvollste Anwendung der *Jaguar*-Medizin und anderer entheogener Substanzen darstellt, meditative Praktiken mit einem stillschweigend oder ausdrücklich einbegriffenen Heilungsprogramm zu vertiefen und zu unterstützen, das heißt, die Ganzheit und Integration der spirituellen, mentalen, emotionalen und physischen Bereiche unseres Seins zu fördern. Wie bereits erwähnt, habe ich Folgendes beobachtet: Je mehr Erfahrung jemand in der Meditation hat, desto besser kann er oder sie eine zentrierte Perspektive bewahren, die zu Heilung und zu Einsicht erzeugenden Bewegungen des Bewusstseins führen kann. Ich sehe keinen Zweck oder Wert darin, diese Substanz (oder irgendeine Substanz) einzunehmen, um einfach nur „zu sehen, was sie macht". Die Substanz „macht" eigentlich gar nichts – vielmehr ermöglichen die im Gehirn erzeugten biochemischen Veränderungen eine Vertiefung der Visionspraktiken des schamanisch-alchemistischen Anwenders.

Meine Beobachtungen in der entheogenen Subkultur in den USA und in Europa zeigen, dass es grundsätzlich zwei Arten der ritualisierten Einnahmepraktiken gibt: 1. Eine Person ist ein Leiter, der sowohl in der Praxis der Meditation als auch mit der verstärkenden Medizin Erfahrung hat und eine Zeremonie leitet, obwohl er/sie selbst nichts einnimmt; 2. eine kleine Gruppe von Personen mit ungefähr gleich viel Erfahrung in der Meditation sowie mit dem Gebrauch entheogener Substanzen vereinbart eine Zusammenkunft. Auch hier ist es ein bewährtes Verfahren, wenn eine Person nichts einnimmt und als eine Art „Bodenkontrolle" dabei bleibt, so dass sie den anderen bei Bedarf helfen und die eingenommenen Dosierungen überwachen kann, damit dieser Faktor keinen halluzinatorischen Fehleinschätzungen unterliegt.

Ich bin in Gruppen gewesen, wo jeder so viel einnahm, wie er wollte – Situationen, die meist schnell in Chaos und Verwirrung ausarteten und die Wahrscheinlichkeit von Panikattacken und wenig nützlichen Ergebnissen erhöhten. Andererseits kenne ich Gruppen von ähnlich erfahrenen Kollegen und Freunden, die sich alle drei Monate, einmal im Monat oder einmal im Jahr zu einer heiligen Zeremonie treffen, wobei sie die Rolle des „Sakramenthüters" reihum weitergeben, um die Möglichkeit einer unvorhergesehenen Überdosis zu verringern (was, wie wir gesehen haben, im Fall dieser speziellen Medizin sehr leicht geschehen kann).

Eine gute Faustregel zur Planung vertiefter heiliger Zeremonien ist es, etwa die gleiche Zeitspanne für die Vorbereitung und die anschließende Integration einzuplanen wie für die eigentliche Medizinerfahrung. So wird man sich bei der 45-minütigen *Jaguar*-Schnupfreise 45 Minuten lang vorbereiten und 45 Minuten für das anschließende Gespräch und den Austausch einplanen.

Jede Person oder Gruppe kann und wird natürlich auf ihre eigene gewohnte Weise meditieren. Die Grundlagen der Achtsamkeit zu praktizieren und den Atem sowie das Vorbeiziehen der Gedanken und Gefühle kontinuierlich zu beobachten, wirkt Wunder, um den unruhigen und besorgten Geist zu beruhigen. Ich habe von jüdischen Gruppen gehört, die Gebete und Anrufungen, die auf den Sephiroth des kabbalistischen Lebensbaums basieren, benutzten, um die spirituelle Tiefe und Richtung einer psychedelischen Erfahrung zu verstärken.

In meinem Buch *Alchemistische Divination* (2010, S. 71 ff.) habe ich die Licht-Feuer-Yoga-Meditationen, die ich praktiziere und lehre, beschrieben, neben der grundlegenden achtsamen Beobachtung des Bewusstseinsstroms. Sie umfassen:

1. die Anrufung der reinigenden Licht-Feuer-Energie im Herzzentrum und Ausbreitung von dort durch den Körper und das Energiefeld (die alchemistische *purificatio*);
2. den bewussten Ausgleich der rezeptiven linken und der dynamischen rechten Seite des Körpers und des durchdringenden Energiefelds;
3. das Lenken der Licht-Feuer-Energie durch die oberen Zentren von Kopf und Hals, um die mentale oder gedankliche Wahrnehmung zu reinigen;
4. das Lenken der Licht-Feuer-Energie durch die Zentren der Brust, des Herzens, des Solarplexus und des Oberbauchs, um die Gefühls- und emotionale Wahrnehmung zu reinigen;
5. das Lenken der Licht-Feuer-Energie durch den Unterbauch und den Beckenraum, um die sensorische und instinktive Körperwahrnehmung zu reinigen.

Vorbereitung, Integration und Hatha-Yoga-Übungen

Die grundlegende Abfolge von Körperhaltungen in Medizinkreisen mit einer spirituellen Orientierung besteht in der Praxis darin, sich vorher im Kreis sitzend meditativ einzustimmen, das Medizinpulver durch Schnupfen über einen Strohhalm einzunehmen und sich dann für die Dauer der Reise mit geschlossenen oder verdeckten Augen hinzulegen, um sich auf die inneren Visionen zu fokussieren. Die Musik, die gespielt wird, oder die angebotene geführte Meditation sollte vorher vereinbart worden sein oder dem Leiter überlassen werden, so dass der Reisende während der inneren Erfahrung keine „diesseitigen" Entscheidungen treffen muss. Am Ende der Reise mit dem *Jaguar* mit dem oben beschriebenen Zwei-Stadien-Einnahmeprozess sitzen die Teilnehmer nach ungefähr 60–90 Minuten wieder aufrecht und teilen ihre Erfahrungen und das Gelernte mit. Für den Gruppenzusammenhalt und die Klarheit der rituellen Struktur ist es am besten, wenn man den Zeitablauf und die zusätzliche Dosierung dem Leiter überlässt oder so wie zuvor vereinbart gestaltet, so dass die Teilnehmer von ihrer inneren Reise ungefähr gleichzeitig zurückkehren können.

Im Laufe der Zeit, in der wir mit 5-MeO-DMT mit der Schnupfmethode des Einnehmens arbeiteten, lernten wir, dass es offensichtlich einer der bemerkenswertesten pharmakologischen Effekte dieser speziellen Medizin ist, dass sie die Fähigkeit, die Skelettmuskulatur zu entspannen, enorm steigern kann. Langsame Bewegungen eines Armes, einer Schulter, von Bein oder Hüfte sind von ausgesprochen angenehmen Empfindungen begleitet, als ob die Gelenke mit einer Art seidiger Lotion geschmiert wären. Yoga-Praktizierende konnten mit Leichtigkeit und Genuss gestreckte Haltungen einnehmen, die normalerweise von angestrengter Spannung begleitet gewesen wären. Ich nahm an, dass die Droge irgendwie eine spezifische erleichternde Wirkung auf die neuromuskulären Verbindungen zu haben schien, dort, wo die Nervenfasern für die Entspannung Neurotransmitter-Botschaften zu den Skelettmuskeln senden. Wie oben erwähnt (S. XX) könnte dieser Effekt, sollte er bestätigt werden, potenziell zur Entwicklung neuer Behandlungen von Erkrankungen wie der *Myasthenia gravis* führen. Der unmittelbare Effekt der Droge nutzt sich natürlich ab, aber ein gewisses Mass der gesteigerten Flexibilität kann für Tage andauern und verbleibt in gewisser Weise im Körpergedächtnis.

Die Gruppen, in denen ich teilnehmender Beobachter war, begannen, einige grundlegende Yogahaltungen *(Asanas)* als Vorbereitung für die Erfahrung einzufügen, wie zum Beispiel das langsame, achtsame Drehen des Kopfes von einer Seite zur anderen, die Katzen-Asana (geeignet für einen Jaguar!), die Kind-Asana und die Hund-Asana mit dem Gesicht nach unten gewandt. Wir übten diese Haltungen vorher im normalen Wachzustand und wiederholten sie, sobald die Medizin ihre Wirkung zu entfalten begann. Natürlich nahmen wir nur die Haltungen ein, bei denen man sitzt oder auf dem Boden liegt – und nicht die stehenden Positionen, die zu anspruchsvoll wären. Durch diese Vergleiche fiel es leicht, die enorm erhöhte Flexibilität und die angenehme sensuelle Qualität der Bewegung wahrzunehmen, wenn die Wirkung der Substanz angefangen hatte.

Aus Textbüchern über Hatha Yoga hatte ich gelernt, dass die Kind-Asana – in der man auf dem Boden kniet, den Kopf auf die Knie gerollt und die Hände an die Füße gelegt – auch Embryo-Asana genannt wird. In dieser Haltung ist der Körper eng zusammengefaltet in der annähernden Form einer Papaya oder Avocado. Einmal nahm ich die Kind- oder Embryo-Position ein, während ich die Yogahaltungen mit der *Jaguar*-Medizin praktizierte, und plötzlich fühlte ich meinen Körper schrittweise bis auf das Körperbild eines Kindes, eines Kleinkindes, eines Fötus und eines Embryos schrumpfen – und dann bis auf eine einzige Zelle! Sobald ich dessen gewahr wurde, bewegte sich das Körperbild schrittweise wieder die Entwicklungsleiter hinauf zu meinem gegenwärtigen erwachsenen Selbstbild. Der gesamte doppelte Prozess von Regression und Rückkehr geschah wahrscheinlich innerhalb von 30 oder vielleicht noch weniger Sekunden.

Ich war beeindruckt, nicht nur von der Fähigkeit dieser speziellen Asana, diese Art Regression zu embryonalem Bewusstsein auszulösen, sondern von den alten Yoga-Meistern, die mit Sicherheit von dieser Möglichkeit gewusst haben mussten und die Haltung dementsprechend benannt hatten. Von da an haben wir das Praktizieren der Hatha-Yoga-Übungen zusammen mit Meditation zum Bestandteil der Vorbereitung und der Initialstadien der Jaguar-Reisen gemacht. Ich kann diese Praxis nur sehr empfehlen. Sobald die Medizin beginnt, das Körperbewusstsein vollständig hervortreten zu lassen, ist es am besten, in der im Yoga Leichen-Asana genannten Haltung liegen zu bleiben – mit vollständigem Loslösen des Bewusstseins von der Identifikation mit dem physischen Körper. Als eine Alternative zu den Hatha-Yoga-Asanas könnten auch die langsamen und sanften Bewegungen des Tai Chi als Vorbereitung für eine Erhöhung des Körperbewusstseins genutzt werden – allerdings natürlich nicht während der Reise selbst.

Verstärkung prä- und perinataler Erfahrungen

In meinem Buch *Der Lebenszyklus der Menschenseele* (2013) beschreibe ich die Bewegungsbahn von vorgeburtlicher und nachtodlicher menschlicher Existenz, unter Inanspruchnahme der experimentellen Evidenz aus fünf Hauptquellen empirischer Beobachtung: psychedelische Erfahrungen, Meditation und Yoga, schamanischen Reisemethoden, bestimmte Atemübungen und hypnotische Trancezustände. Ich stütze mich auf die Pionierarbeit von Stanislav Grof, der während seiner Arbeit mit LSD in der Psychotherapie beschrieben hat, wie bestimmte Geburtserfahrungen die kindliche und erwachsene Charakterstruktur und Psychopathologie beeinflussen. Grof entwickelte später eine intensive Atemmethode, genannt *Holotrope Atemarbeit,* um solche tief unbewusste und transpersonale innere Welten ohne Drogen zugänglich zu machen.

In den 1990er-Jahren kam ich in Kontakt mit der Arbeit von William Emerson und anderen körperzentrierten Heilern und Therapeuten, die mit den eingeprägten Rückständen der pränatalen Erfahrungen des erwachsenen Bewusstseins arbeiteten, den ganzen Weg zurück bis zur Empfängnis und sogar bis zu den Seelenerinnerungen vor der Empfängnis. Ich nahm an einigen Workshops mit Emerson teil, der intensive Atemmethoden mit der Ausübung von Druck und Gewicht auf bestimmte Körperbereiche kombiniert, um frühe, pränatale Erinnerungen an die Oberfläche zu holen, die tief im zellulären Gewebe gespeichert sind (Linn, S. F. et al., 1999).

Ich nahm an drei Serien von je 10 Sitzungen teil, mit drei verschiedenen Therapeuten. In dieser Art von Körper- und Atemarbeit fokussiert man sich vor allem auf die Auflösung perinataler und pränataler Abwehrmuster, was ich sehr hilfreich fand. Einige von den Sitzungen wurden im warmen Wasser treibend durchgeführt – mit einem Schnorchel für die Unterwasseratmung, wodurch die Bedingungen der Existenz im Mutterleib noch treffender simuliert wurden.

Ich selbst benutzte weder 5-MeO-DMT noch irgendeine andere Substanz während dieser Sitzungen. Aber ich stellte fest, dass ich mir dank meiner Erfahrungen mit Psychedelika, insbesondere mit 5-MeO-DMT, die Geburts- und pränatalen Körpererinnerungen mit Hilfe dieser anderen, drogenfreien Methoden wesentlich leichter erschließen konnte. Das bestätigte für mich die Schlussfolgerung, dass diese pränatalen Erfahrungen keine „Drogeneffekte“ oder „Atmungseffekte“ waren, sondern dass wir durch zwei ganz verschiedene Methoden Zugang zu einem angeborenen entwicklungsphysiologischen Erinnerungssystem erhielten.

In *Der Lebenszyklus der Menschenseele* (2013) berichte ich über die Erfahrung, die ein Teilnehmer an einer der Studien machte, bei denen wir das Jaguar-Schnupfpulver verwendeten. Eine Frau berichtete, wie sie gleichzeitig ihre eigene Geburt und das Gebären ihres Kindes wiedererlebte und einen Orgasmus hatte. Die rhythmischen Kontraktionen des Beckens wurden irgendwie mit Erinnerungen an diese drei Schlüsselerlebnisse ihres Lebens überlagert oder überlappt. Ich stellte fest, dass derartige miteinander verschmolzenen Erinnerungen an Erlebnisse auch im Zusammenhang mit drogenfreien Methoden wie dem Holotropen Atmen geschildert werden (op.cit., S. 32–33).

Ich hatte die Gelegenheit, an einer Reihe pränataler Heilungssitzungen mit dem *Jaguar*-Schnupfpulver teilzunehmen, die ein Therapeut anleitete, der in den sanften körper- und atemorientierten Methoden ausgebildet war, die William Emerson und andere benützen. Wir nahmen die unterschiedlichen Rollen des *Betreuers* und des *Reisenden* ein und wechselten nach einer Stunde. Es war wie bei einem Tiefseetaucher, der jemanden an der Wasseroberfläche hat, der seine Sicherheit überwacht und ihn unterstützt, wenn es erforderlich ist.

Der andere Therapeut und ich fanden diese Erkundungen zutiefst heilsam, vor allem im Hinblick auf traumatische Gedächtnis-Einprägungen von Scham und Schmerz, die sich in tiefen Nischen des unterbewussten Körperbewusstseins eingelagert hatten. Erfahrungen wie diese führten mich zu der allgemeinen Schlussfolgerung, dass auf diese Weise individuell zu arbeiten wahrscheinlich der beste Weg ist, wenn der Sinn der Arbeit vor allem in tiefer Heilung besteht. Darüber hinaus sollte die Arbeit mit prä- und perinatalen traumatischen Prägungen nur von therapeutischen Leitern durchgeführt werden, die in diesem speziellen Gebiet ausgebildet worden sind, welches nicht in den Lehrplänen der konventionellen Psychiatrie oder Psychotherapie inbegriffen ist.

Heilungserfahrungen können natürlich auch in Gruppenzeremonien auftreten – obgleich dort die primäre Absicht die tiefe meditative Versenkung ist – und es ist normalerweise nicht möglich oder ratsam, sich speziell auf die Lösung von Prägungen aufgrund tiefsitzender traumatischer Erinnerungen zu fokussieren.

In einer unserer Gruppenzeremonien mit dem 5-MeO-DMT-Schnupfpulver berichtete eine Therapeutin, die viel Erfahrung mit tiefen Zuständen und mit der pränatalen Rückführungstherapie besaß, von der teilweisen Lösung eines lange bestehenden Geburtstraumas.

> Die *Jaguar*-Session war sehr schwierig für mich. Ich gelangte fast sofort an einen Ort völliger Hoffnungslosigkeit. Ich war überwältigt von einem unwirklichen Gefühl der Einsamkeit, die so dunkel und tief war, dass ich mir nicht sicher war, ob ich überhaupt lebte. Dann sah ich mich um und stellte fest, dass ich mich im Geburtskanal befand. Daraufhin prüfte ich mich innerlich und merkte, dass ich keinen Antrieb hatte, geboren zu werden. (Später erinnerte ich mich daran, dass meine Mutter aufgrund der Zangengeburt anästhesiert war, im Nachhinein macht diese Wahrnehmung/Erinnerung also Sinn.) Als ich mich auf die Phase nach der Geburt einstimmte, hatte ich das Gefühl, es sei niemand da. Das löste eine Reihe von Erinnerungsbildern aus. Es waren Erinnerungen an die Zeiten meines Lebens, in denen meine Hoffnungslosigkeit am größten war. Hinter diesen intensiven Momenten steckte ein festgefahrenes Thema unwirklicher Teilnahmslosigkeit, dem sogar die Selbstwahrnehmung des Gefühls von Einsamkeit fehlte. Ich rief die Wölfin, meine Tier-Verbündete, zu Hilfe, als mir durch diesen Zustand die Tränen kamen. Dann wurde ich gehalten. Zu meiner Überraschung stellte ich fest, dass ich nicht alleine bin. Eine unsichtbare Trennmauer fiel ein, so dass ich mich mit dem Leben verbinden konnte. Dies war eine völlig neue Erfahrung für mich und versetzte mich in entzücktes Erstaunen.

Bei einer Gruppensitzung mit *Jaguar* erlebte ein Reisender, der Erfahrung mit Holotropem Atmen und anderen Methoden hatte, wie er ein verbleibendes Trauma aus einem medizinisch notwendigen Schwangerschaftsabbruch heilen konnte, für den er und seine Partnerin sich schweren Herzens entschieden hatten. Es war eine starke Heilungserfahrung, die seine mitfühlende Hingabe an seinen Weg als Therapeut vertiefte.

Auf der *Jaguar*-Reise ging ich tiefer in verschiedene Aspekte meiner Geburt und der frühen postnatalen Phase. Irgend etwas ganz Merkwürdiges geschah, während ich die Trennung von meiner Mutter noch einmal erlebte: Was ich als mein Selbst wahrnahm, verschmolz plötzlich mit der Seele und dem Körper des Fötus, von dem meine Partnerin und ich gedacht hatten, dass es unser Kind werden sollte. Im fünften Schwangerschaftsmonat stellte sich heraus, dass das Baby nicht lebensfähig sein würde, weil sich die Leber außerhalb der Unterleibs befand, eine genetische Fehlfunktion, die bei etwa jeder tausendsten Schwangerschaft auftritt. Man riet uns, das Kind abzutreiben, doch damit war verbunden, dass meine Partnerin ein Wehen auslösendes Medikament nehmen musste, das zum Tod des Kindes führen würde. Nun, man kann sich leicht vorstellen, was für Schuldgefühle diese schwierige Lage möglicherweise hervorrufen kann. Wir führten etliche Rituale rund um die Entscheidung durch, gingen dann zusammen ins Krankenhaus, blieben dort für 48 Stunden und erlebten dann im wahrsten Sinne des Wortes hautnah, wie das Baby langsam aufhörte, sich in der Gebärmutter zu bewegen, nachdem sie das Medikament erhalten hatte. Als die „Geburt" vollendet war, ließen uns die Ärzte allein; wir hielten unser Kind gemeinsam, schauten es an, sprachen mit ihm, liebten es und riefen dann die Ärzte wieder herein, die es mitnahmen. Es war ein Mädchen und wäre unsere Tochter geworden. Wir erfuhren später, dass genau zur selben Stunde meine Großmutter im Alter von 96 Jahren gestorben war. In einer Vision, die ich einige Tage danach hatte, sah ich die beiden Hand in Hand davongehen.

Was wir in diesem Prozess fühlten, schien mir und meiner Partnerin fast mehr, als ein Mensch ertragen kann. Hatten wir gemordet? Diese Frage nahm dank des Rituals, in das wir den ganzen Prozess eingebettet hatten, nie wirklich überhand, doch sie machte uns manchmal große Sorgen. Auf meiner *Jaguar*-Reise verschmolz ich also mit diesem Wesen, sah und fühlte, wie es litt und auf ein Leben vorausschaute, das es nicht wirklich würde leben können. An einem Punkt in dem Prozess, als mein Bewusstsein immer noch mit dem Wesen verbunden war, das unser Kind geworden wäre, sah ich gleichzeitig die unsterbliche Seele dieses Wesens, und es gelang mir zu fragen: „Haben wir dich getötet?", worauf sofort die Antwort kam, voll tiefstem Mitgefühl für unsere Sorgen und erfüllt von Dankbarkeit gegenüber mir und meiner Partnerin: „Nein, ihr habt mich erlöst, und dafür werde ich euch ewig dankbar sein, und immer wenn ihr auf euren Reisen Schwierigkeiten und Ängste habt, werde ich für euch da sein."

Indem ich diese tiefgreifende Heilungserfahrung am nächsten Tag in der Gruppe teilte, erreichte ich in meiner Trauer um meine Tochter und um meine Partnerin, die das alles auf der seelischen und körperlichen Ebene hatte ertragen müssen, eine Tiefe, zu der ich nie zuvor Zugang gehabt hatte. Die zutiefst mitfühlende und liebevolle Unterstützung der Gruppe und des Lehrers machte es möglich, dass ich es wagte, meine Gefühle zu zeigen. Doch meine Dankbarkeit, diese Erfahrung machen zu dürfen, war überwältigend und überstieg sogar die Trauer: Ich hatte einen Verbündeten gefunden, einen mächtigen und engagierten Führer für zukünftige Heilarbeit.

Obwohl sich Geburts- und Vorgeburtserinnerungen bei psychedelischen Erfahrungen spontan zeigen können und darauf sensibilisierte Individuen und Praktizierende mit ihnen arbeiten können, möchte ich an dieser Stelle darauf hinweisen, dass ich es für unangemessen, ja vielleicht sogar kontraproduktiv halte, hochwirksame Methoden der Atem- oder Körperarbeit mit entheogenen Substanzen wie 5-MeO-DMT (oder Ayahuasca, Psilocybin oder LSD) zu kombinieren. Diese intensiven Atem- und Körperpraktiken nutzen dynamische Energie, um konditionierte Trägheitswiderstände zu durchbrechen, die sich in die Zellen und in das Körpergewebe eingeprägt haben. Die feinenergetischen Energiewahrnehmungen in entheogen verstärkten Heilungsmeditationen können von den niedriger schwingenden, aber intensiveren Körperempfindungen und den spannungslösenden Bewegungen überwältigt und überschattet werden.

Andererseits kann es natürlich sehr nützlich sein, die verschiedenen Methoden, durch die man mit tiefen unbewussten Körpererinnerungen in Kontakt kommt, abwechselnd zu üben und dabei Entdeckungen zu vergleichen und heilsame Veränderungen zu festigen. Ich weiß zum Beispiel von einigen Personen und Gruppen, die Holotropes Atmen praktizieren, sich jedoch auch mit Entheogenen, wie zum Beispiel Ayahuasca, auskennen und die beiden verschiedenen Methoden an zwei unterschiedlichen Tagen ausüben.

Natürlich sind achtsame Atemübungen immer heilsam, in jedem Bewusstseinszustand. „Bewusstes Atmen ist der Meisterschlüssel zum Heilen", sagt ein altes Sprichwort.

Rebirthing und Heilungserfahrungen im Wasser

Bei meiner Suche nach produktiven Heilungsanwendungen der *Jaguar*-Medizin hatte ich auch die Gelegenheit, sie zusammen mit Rebirthing-Methoden auszuprobieren, bei denen man im Wasser floatet. Ich gab einige Gruppenseminare in einem Zentrum in Oregon, wo es große Warmwasserbecken sowie Fachpersonen gab, die wussten, wie man eine im Wasser floatende Person hält, die mit dem Schnorchel auf und unter der Wasseroberfläche atmet – eine nahezu perfekte, evokative Nachahmung der ozeanischen Einheit in der Gebärmutter.

Wir entwickelten ein System, durch das alle Teilnehmer die Erfahrung machen konnten, auf diese Weise selbst gehalten zu werden und eine andere Person zu halten. Jeder erlebte das *Jaguar*-Schnupfpulver zunächst auf dem Trockenen, mit Unterstützung. Dann konnten diejenigen, die wollten, eine sehr geringe Dosis schnupfen, um dann noch einmal im Warmwasserbecken gehalten zu werden. Es gab niemals auch nur den kleinsten Hinweis auf Angst oder Schwierigkeiten bei irgend jemandem – es war für alle eine unvergleichlich tiefe Entspannungserfahrung, in einer Einheit aus Körper, Herz, Verstand und Geist.

Nachdem ich dies festgestellt habe, mag der Leser überrascht sein, dass ich trotzdem keinen besonderen Grund sehe, diese Art der kombinierten Praxis zu fördern oder zu wiederholen. Die Erfahrung, mit der Unterstützung eines Rebirthing-Heilers im Wasser zu floaten, ist tiefgreifend genug, ebenso wie die Arbeit mit der *Jaguar*-Medizin in einem entsprechenden spirituell heilenden Umfeld, mit Unterstützung und Vorbereitung. Meine Zurückhaltung, die Kombination dieser Vorgehensweisen zu befürworten, wird dadurch bestärkt, dass ich mir der unübersehbaren Gefahren in diesen Situationen bewusst bin, wenn man ihnen nicht mit größtem Respekt und größter Vorsicht begegnet.

Andererseits kann es zu wertvollen ergänzenden Einblicken führen, sie in verschiedenen Situationen abwechselnd anzuwenden, wie es für die Methode des Holotropen Atmens oben erwähnt wurde.

Schlussbemerkungen

Die Beschreibungen und Kommentare zu dieser mächtigen visionären Medizin sollten deutlich machen, dass dies ein Gebiet zur Erforschung von Heilung darstellt, welches äußerst nützlich sein kann und mögliche Anwendungen zur Erleichterung physischer, mentaler und psychosomatischer Krankheiten und Notlagen liefert.

Ebenso sollte klar geworden sein, dass diejenigen Heilpraktiker und Forscher, welche die Anwendung dieser Methode erkunden, diese Vorgehensweisen unbedingt an sich selbst erfahren müssen, ohne Angst zu haben, von der Gemeinschaft ihrer Kollegen und Forschungsinstitute geächtet zu werden. Es ist ein großes Hindernis für die Weiterentwicklung des Verständnisses und der Anwendung der bewusstseinserweiternden Heilmethoden, dass sich die offiziell anerkannten Forschungsprojekte an ein ungeeignetes Protokoll halten müssen, das die sogenannte „subjektive Kontamination" verbietet oder verhindert. In meinem Buch *Raum des Geistes, Strom der Zeit* (2012) führe ich Gründe dafür an, dass die westliche Wissenschaft und Medizin aus ihrer selbsterschaffenen methodologischen Zwangsjacke ausbrechen muss, um den von William James als „radikalen Empirismus" bezeichneten Ansatz zu übernehmen, den auch der Dalai Lama als „Empirismus aus erster Hand" bezeichnete (S. 37 f.).

Gleichzeitig obliegt es denjenigen Forschern, die – frustriert über den blockierten Zugang zu diesen ungewöhnlichen und höchst produktiven Methoden – an unabhängigen Forschungsstudien im Untergrund teilnehmen, sich sorgfältig über die möglichen medizinischen und psychologischen Komplikationen zu informieren und sich entsprechend vorzubereiten.

Schließlich sollten wir hier, ebenso wie bei anderen sogenannten entheogenen Medizinen, daran denken, die spirituellen, mystischen und kosmischen Dimensionen der Existenz – welche *die Substanzen nicht erschaffen, sondern enthüllen* – respektvoll und demütig zu würdigen.

Literatur

Davis, Wade & Weil, Andrew T. (1992): *Identity of a New World Psychoactive Toad.* In: Ancient Mesoamerica, 3, 51–59.

Grof, Stanislav (2006): *When the Impossible Happens.* Boulder, CO: Sounds True, Inc. Deutsch:

Grof, Stanislav & Grof, Christina (2010): *Holotropic Breathwork.* Albany, NY: State University of New York Press. - Deutsch: Holotropes Atmen. Solothurn: Nachtschatten Verlag, 2014.

Leary, Timothy, Metzner, Ralph & Alpert, Richard (1964): *The Psychedelic Experience - A Manual Based on the Tibetan Book of the Dead.* New Hyde Park, N.Y.: University Books.

Linn, S. F., Emerson, W., Linn, D., & Linn, M. (1999): *Remembering Our Home - Healing Hurts & Receiving Gifts From Conception to Birth.* Mahwah, NJ: Paulist Press.

Masters, Robert A. (2005): *Darkness Shining Wild: An Odyssey to the Heart of Hell & Beyond.* Temenos Press,.

McKenna, Dennis (2012): *The Brotherhood of the Screaming Abyss - My Life with Terence McKenna.* St. Cloud, MN: North Star Press,.

McKenna, Terence & McKenna, Dennis (1975): *The Invisible Landscape.* New York: Seabury Press.

Metzner, Ralph (2009): *Alchemical Divination.* Berkeley, CA: Regent Press & Green Earth Foundation. - Deutsch: Alchemistische Divination. Solothurn: Nachtschatten Verlag, 2010.

Metzner, Ralph (2009): *MindSpace and TimeStream.* Berkeley, CA: Regent Press & Green Earth Foundation. - Deutsch: Raum des Geistes - Strom der Zeit. Solothurn: Nachtschatten Verlag, 2012.

Metzner, Ralph (2011): *The Life Cycle of the Human Soul.* Berkeley, CA: Regent Press & Green Earth Foundation. - Deutsch: Der Lebenszyklus der Menschenseele. Solothurn: Nachtschatten Verlag, 2013.

Metzner, Ralph (2013): *Worlds Within and Worlds Beyond.* Berkeley, CA: Regent Press & Green Earth Foundation. - Deutsch: Welten des Bewusstseins - Welten der Wirklichkeit. Solothurn: Nachtschatten Verlag, 2015.

Narby, Jeremy (1998): *The Cosmic Serpent - DNA and the Origins of Knowledge.* New York: J.P. Tarcher/Putnam. - Deutsch: Die kosmische Schlange. Auf den

Pfaden der Schamanen zu den Ursprüngen modernen Wissens. Stuttgart: Klett-Cotta, 2001.

Nichols, David E. (2004).: *Hallucinogens.* In: Pharmacology & Therapeutics, 101, 131–181.

Oroc, James (2009): *Tryptamine Palace - 5-MeO-DMT and the Sonoran Desert Toad.* Rochester, VT: Park Street Press.

Ott, Jonathan (2001): *Shamanic Snuffs or Entheogenic Errhines.* Solothurn: Entheobotanica.

Schultes, Richard Evans & Hofmann, Albert (1979): *Plants of the Gods.* New York: McGraw-Hill Book Co. - Deutsch: Pflanze der Götter. Die magischen Kräfte der bewusstseinserweiternden Gewächse. Aarau: AT Verlag, 1998.

Shulgin, Alexander & Ann (1997): *TIHKAL - The Continuation.* Berkeley, CA: Transform Press.

Strassman, Rick (2001): *DMT: The Spirit Molecule.* Rochester, VT: Park Street Press. - Deutsch: DMT - Das Molekül des Bewusstseins. Aarau: AT Verlag, 2004.

Torres, Constantino Manuel & Repke, David B. (2006): *Anandenanthera - Visionary Plant of Ancient South America.* New York: Haworth Herbal Press,.

Trachsel, Daniel (2000): *Psychedelische Chemie.* Solothurn: Nachtschatten Verlag, 2011 (überarbeitete Neuauflage).

CD

Spirit Soundings. By **Ralph Metzner & Kit Walker.** Green Earth Foundation, 2012. www.greenearthfound.org